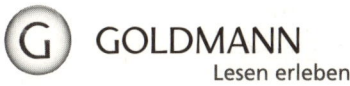

GOLDMANN
Lesen erleben

Abnehmen ohne Stress? Und dabei glücklich sein? Ab sofort kein leeres Versprechen mehr. Statt einer weiteren Extremdiät leitet Coaching-Expertin Dr. Julia Milner die Leser Schritt für Schritt an, ihr Leben insgesamt glücklicher und zufriedener zu gestalten. Denn sobald die emotionalen Auslöser des Über- und Frustessens gefunden und die kriselnden Lebensbereiche in Balance gebracht sind, schwindet mit dem Seelenballast auch das überflüssige Gewicht. Darüber hinaus gibt es 50 leicht umsetzbare Tipps und Anleitungen für eine gesündere Ernährung sowie ein moderates Sportprogramm. Somit erfolgt die Gewichtsabnahme quasi nebenbei auf dem Weg zu einem glücklicheren und zufriedeneren Leben!

Autorin

Dr. Julia Milner ist Coach und Trainerin, zu ihren Klienten gehören internationale Großkonzerne sowie Einzelpersonen. Sie lehrt und forscht an renommierten Universitäten in Australien und Deutschland im Bereich Coaching, 2010 wurde sie für ihre Arbeit mit dem Deutschen Coaching Award ausgezeichnet.

Dr. Julia Milner

So geht's leichter: Coach dich schlank!

50 Strategien, die funktionieren

GOLDMANN

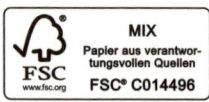

Verlagsgruppe Random House FSC-DEU-0100
Das für dieses Buch verwendete FSC®-zertifizierte Papier *Classic 95*
liefert Stora Enso, Finnland.

1. Auflage
Deutsche Originalausgabe August 2011
Wilhelm Goldmann Verlag, München,
in der Verlagsgruppe Random House GmbH
Copyright © 2011 Wilhelm Goldmann Verlag, München,
in der Verlagsgruppe Random House GmbH
Umschlaggestaltung: Uno Werbeagentur, München
Umschlagillustration: Getty Images / © Gianni Diliberto,
Kollektion: Stock Image
Redaktion: Manuela Knetsch
Satz: Buch-Werkstatt GmbH, Bad Aibling
Druck und Bindung: GGP Media GmbH, Pößneck
CB · Herstellung: IH
Printed in Germany
ISBN 978-3-442-17227-6

www.goldmann-verlag.de

Inhalt

Einleitung:
Kohlsuppendiät & Co. ade!

Diäten helfen nicht!

Als Coach bin ich mit meinem eigenen Unternehmen »Life Coaching International« in Deutschland und international tätig. Eine meiner Spezialitäten ist die Thematik Gewichtsreduktion oder auch *Weight Loss Coaching* genannt. Egal, in welchen Kulturen ich mich bewege, stets sind es dieselben Probleme und Themen, die meine Klienten in meine Praxis führen: Unglücklich mit dem eigenen Gewicht und an einer hohen Zahl von Diätversuchen gescheitert haben alle immer noch den Wunsch, ihr Traumgewicht zu erreichen. Um noch mehr Menschen im Prozess des Abnehmens zu unterstützen und ihnen zu zeigen, dass sie auch **ohne** Diät erfolgreich Gewicht verlieren können, habe ich dieses Buch geschrieben.

Diäten verhindern nachhaltiges Abnehmen: Vor einigen Jahren kam jemand auf die grandiose Idee, zu propagieren, dass man mit einer Kohlsuppendiät Gewicht verlieren kann. Nur weil irgendjemand sagt: »Ernähre dich nur von Kohl und Wasser, dann bekommst du endlich die Figur, die du dir schon immer erträumt hast«, machen wir das!? Sicher, ist man willensstark wie ein Ochse, kommt man über den ersten Tag hinaus. Ich kenne sogar einige Menschen (nur Frauen), die diese Diät tatsächlich über eine ganze Woche durchgehalten haben. Aber alle, ja wirklich alle haben die verlorenen Kilo wieder zugenommen – und zwar in allerkürzester Zeit!

Es mag sein, dass eine Diät kurzfristig »funktioniert«, Sie also Gewicht verlieren. Aber abgesehen von der Selbst-Gei-ßelung werden Sie am Ende die verlorenen Kilo wieder zu-nehmen, weil es eben nicht **Ihr** individueller Abnehmplan ist. Auf jede strikte Diät folgt eine »Zu-viel-essen-Phase«, das ist so sicher wie das Amen in der Kirche. Unterbewusst wissen wir das auch alle, aber wir klammern uns trotzdem am nächsten vermeintlichen Diät-»Rettungsanker« fest und hoffen auf ein Wunder, das alles einfach macht und durch das wir morgen gleich mit unserer Traumfigur aufwachen. Wie viele Menschen kennen Sie, die mit einer Crash-Diät langfristig Gewicht verloren haben? Wohlgemerkt langfris-tig. Genau – niemanden! Unser Unterbewusstsein verlangt nach der Einhaltung einer strengen Diät nach einer Phase des »Loslassens« – und schwupp, schnellt die Waage wie-der in die Höhe.

Haben Sie es satt, die gleichen fünf, zehn oder mehr Kilo immer wieder ab- und zuzunehmen? Haben Sie bereits die Punkte-Zähl-Diät, die Fertig-Gericht-Diät, die Pulver-Diät, die Keine-Kohlenhydrate-Diät, die Kein-Fett-Diät, die Ana-nas-Diät, die Kohlsuppen-Diät und die »Wie-Sie-es-auch-immer-nennen-wollen-Diät« ausprobiert? Ihnen fehlt ga-rantiert weder das Durchhaltevermögen noch der Wille zur Selbstkasteiung.

Diäten funktionieren deshalb nicht, weil sie erstens zu weit von jeglichem natürlichen Essverhalten entfernt sind und weil sie zweitens nicht auf die individuellen Bedürfnisse der Menschen eingehen, also nicht maßgeschneidert sind. Das ist ungefähr so, als ob man für ganz Deutschland nur eine Kleidergröße produziert und sagt: »Schau selbst, wie du da hineinpasst, egal, wie groß, schwer und alt du bist!« Drittens funktionieren Diäten auch deshalb nicht, weil sie die psychologische Komponente des Essverhaltens ausblenden und ignorieren. Sie wissen beispielsweise, dass Pommes nicht gut sind, aber interessiert Sie das wirklich, wenn Sie einen extrem stressigen Arbeitstag hatten, einen Termin im Büro einhalten müssen, einen Streit mit dem Partner austragen, sich einsam oder frustriert fühlen? Nein, nicht wirklich …

Falls Sie immer noch einen Beweis dafür brauchen, dass Diäten nicht funktionieren und es endlich an der Zeit ist, sich für einen neuen Ansatz zu entscheiden, schauen Sie sich doch einfach einmal aktuelle Statistiken an: Zwar ist das Angebot an Diätprogrammen, Diätpulvern & Co. in den letzten Jahren exponentiell gestiegen, allerdings auch das Übergewicht: Ungefähr zwei Drittel (!) aller Menschen in Industrienationen wie den USA, Großbritannien, Australien und Deutschland sind übergewichtig oder sogar adipös. Für viele geht es also erst einmal gar nicht darum, eine Traumfigur zu erreichen, sondern darum, gesund zu bleiben oder zu werden und die eigene Lebenszeit zu verlängern. Wenn es soooo einfach wäre, mit der nächsten Wunderdiät abzunehmen, dann stellt sich doch die Frage, warum wir nicht alle rank und schlank sind? Die Antwort lautet: Es bedarf dazu eben mehr, als sich einmal für ein paar Wochen an einen strikten Essensplan zu halten.

Diäten alleine sind nicht genug, ja, ich möchte sogar die Behauptung aufstellen, dass sich jeder für eine **kurze** Zeitspanne disziplinieren und Gewicht verlieren kann. Aber solange man keine langfristigen Strategien integriert, die zum eigenen Lebensstil und zur Persönlichkeit passen, ist niemand in der Lage, dauerhaft Gewicht zu verlieren und die neue Figur zu halten! Solange wir also schwierige Situationen und negative Emotionen, die ungesundes und übermäßiges Essverhalten hervorrufen, nicht in den Griff bekommen, ist es kaum möglich, dauerhaft schlank zu bleiben! Noch einmal: Schlank werden durch Diäten mag kurzfristig funktionieren. Schlank bleiben und Diäten schließen sich jedoch aus. Ja, dies ist eine gewagte Aussage, aber erklären Sie mir, warum die meisten aller Diätwilligen nach einer Abspeckkur genauso viel wie zuvor oder sogar noch mehr wiegen? Ganz einfach deswegen, weil Diäten nicht funktionieren! Trotzdem klammern sich fast alle Abnehmwilligen immer wieder an den Strohhalm der nächsten Wunderdiät oder investieren horrende Geldsummen, selbst wenn sie schon x-fach an Diäten gescheitert sind.

Mittlerweile habe ich das Gefühl, dass es nur noch Extreme gibt. Extreme Diät, extremes Übergewicht oder auch extremes Essverhalten – und das alles leider schon bei den Jüngsten. Neulich saß ich in der U-Bahn und wurde unfreiwillig Zeugin eines Gesprächs zwischen einem Mädchen und einem Jungen, nicht älter als zwölf Jahre vielleicht, die mir gegenübersaßen. Nennen wir sie Louisa und Max. Die beiden amüsierten sich prächtig, und Max machte Louisa ein Kompliment über ihr Outfit. »Wie süß«, dachte ich. Wie jedoch reagierte Louisa? Sie erklärte erst einmal en détail, was sie alles für bzw. gegen ihren Körper tat. Ich gebe Ihnen jetzt einmal die Kurzfassung, aber glauben Sie mir, es war ziemlich beängstigend: »Ich esse niemals Süßes, Fettiges oder Kohlenhydrate. Na ja, und übergeben muss man sich schon auch mal, um in Form zu bleiben.« Max schaute genauso irritiert aus der Wäsche wie ich. Dann, als ob nichts passiert sei, wechselten die beiden zum nächsten Thema.

Es ist verrückt, um nicht zu sagen traurig, zu sehen, wie weit wir als Gesellschaft gekommen sind, wenn solche Gespräche unter Kindern und Jugendlichen geführt werden. Das Problem ist, dass der Zugang zu Diäten & Co. immer früher erfolgt. Und ist der erste Schritt erst einmal gemacht, folgt oft eine lange Phase des Jojo-Effekts, in der Sie, liebe Leserinnen und Leser, sich vermutlich gerade befinden. Der einzige Ausweg ist, mit den Diäten aufzuhören! Wenn Sie einmal gegen eine Wand gelaufen sind, versuchen Sie doch auch nicht, noch zwanzigmal dagegenzurennen, in der Hoffnung, dass sich wie durch Magie eine Pforte öffnet. Stattdessen würden Sie sich einfach einen anderen Weg zu Ihrem Ziel suchen. Genauso sollten Sie jetzt auch mit Ihrem Vorhaben abzunehmen verfahren. Ich helfe Ihnen mit diesem Buch dabei, **ohne** Diät zu Ihrer Traumfigur zu finden. Sie müssen aufhören, Kalorien zu zählen, und wieder lernen, auf die Signale Ihres Körpers zu hören, die Ihnen durch das Auf und Ab während der Diäten abhandengekommen sind.

Das Schlimmste, was Sie also tun könnten, ist, einem genauen Diätplan zu folgen. Ich weiß durchaus, dass dies für viele von Ihnen erst einmal völlig absurd klingen muss, wird uns doch von Seiten der Diätindustrie genau das Gegenteil eingetrichtert: »Essen Sie 120 Gramm XY zum Frühstück, nehmen Sie 50 Gramm Z zum Mittagessen usw.« Mit einem solchen Tagesprogramm geben Sie den Hungerinstinkt Ihres Körpers an der Tür ab und folgen einem irrwitzigen Plan, den irgendjemand entworfen hat, um mit unseren Unsicherheiten zu spielen und viel Geld zu verdienen. Dagegen entwickeln Menschen, die erfolgreich **und** dauerhaft abnehmen, Strategien, die eng an ihre eigenen Bedürfnisse anknüpfen. Außerdem bearbeiten sie die Themen in ihrem Leben, die sie in der Vergangenheit zum Zu-viel-Essen geführt haben. Diäten sollten genauso wie Menschen sein: absolut unterschiedlich.

Wenn nicht Diät, was dann?

Eine meiner Klientinnen, Lea, hat neulich treffend ausgedrückt, was meine Methode ausmacht: »Erst dachte ich, es geht nur ums Abnehmen. Aber nachdem ich die ersten zehn Kilo verloren hatte, wurde mir durch den Coaching-Prozess auf einmal schlagartig bewusst, dass es um viel mehr geht.« In Leas Fall war es so, dass sie sich selbst immer an die allerletzte Stelle setzte. Erst kamen ihre drei Kinder, dann der Freund, ja sogar den Ex-Ehemann stellte sie über ihre eigenen Bedürfnisse. Sie sagte nie Nein, zeigte ihre Grenzen nicht auf oder ließ diese von anderen einfach überqueren. Wir widmeten uns all diesen Punkten, und Lea sagte nach vier Monaten Coaching zu mir: »Es hat sich bis heute immer noch nicht wie eine Diät angefühlt.« Das lag daran, dass wir zwar auch an ihren Essgewohnheiten und sportlichen Aktivitäten arbeiteten und sie mit meiner Hilfe Verbesserungen in beiden Bereichen erzielte, zusätzlich aber die Gründe für ihr Übergewicht in Angriff nahmen und analysierten, was sie mit dem Essen zu kompensieren versuchte.

Egal, ob Sie nur ein wenig oder viel Gewicht verlieren möchten, dieses Buch ist für all jene geschrieben, die ihre überflüssigen Kilo für **immer** loswerden wollen. Es eignet sich für Frauen und Männer, für junge und alte Menschen, und es ist egal, wer Sie sind, solange Ihr Wunsch darin besteht, endlich schlank zu werden, **ohne Diät** halten zu müssen. Dieses Buch ist nicht für Personen mit einer ernsthaften Essstörung geeignet. Falls dies auf Sie zutrifft, wenden Sie sich bitte an einen auf diesem Gebiet qualifizierten Psychologen oder Ihren Hausarzt. Dennoch glaube ich an eine psychologische Komponente, die auch Menschen ohne Essstörungen dabei helfen kann, ihr alltägliches Essverhalten zu optimieren. Genau diese Verbindung von

Psychologie und Essen ist es, die bei den gängigen Diäten fehlt! Haben Sie sich jemals dabei ertappt, zu essen, obwohl Sie nicht hungrig waren? Haben Sie jemals einfach nur gegessen, weil Sie unglücklich, gelangweilt, traurig, verärgert, frustriert, nervös waren oder sich schuldig gefühlt haben? Kennen Sie auch diese Situationen, in denen Sie vielleicht nur gegessen haben, weil Sie mit anderen zusammen waren oder weil Ihre Freundin ja auch zwei Nachtische hatte? Am allerwichtigsten: Haben Sie sich jemals gefragt, warum Sie nicht endlich an Gewicht verlieren, obwohl Sie es sich doch so sehr wünschen? Wenn nur eine dieser Situationen auf Sie zutrifft, lohnt es sich für Sie, dieses Buch zu lesen.

Ich glaube fest daran, dass es Ihr erstes Ziel sein sollte, so glücklich wie möglich zu werden, und somit den Emotionen, die Sie zum Essen verleiten, die Bedeutung zu nehmen. Nein, damit meine ich nicht, dass alle übergewichtigen Menschen generell unglücklich sind. Eine solche Behauptung würde ich nie aufstellen. Aber ich sage, dass viele emotionale Situationen uns zum (Zu-viel-)Essen verleiten. Anstatt immer nur auf dem Symptom herumzureiten, sollten wir uns endlich das eigentliche Problem anschauen. Zu viel zu essen dient oft als Ventil für eine andere Problematik – genau wie zu viel Alkohol zu trinken, Zigaretten zu rauchen und Ähnliches. Experten haben bewiesen, dass man das Ausmaß der eigenen Zufriedenheit aktiv steigern kann und dass Faktoren wie unsere Gene oder das Umfeld den eigenen Gradmesser an »Glück« nicht dominieren.[1] Das bedeutet, man muss etwas Energie aufwenden, um alte Muster, Denkprozesse und Sichtweisen zu ändern. Wenn Sie nicht abnehmen wollen, wenn Sie mit sich zufrieden sind und keine Veränderungen vornehmen wollen, dann ist das Ihr gutes Recht und auch völlig in Ordnung. Keinesfalls müssen alle Menschen schlank sein. Nur beides zusammen ist ungünstig: Unglücklich mit dem eigenen Gewicht zu sein, aber gar nichts ändern zu wollen. Da Sie dieses Buch in die Hand genommen haben, nehme ich an, dass Sie bereit sind, einen neuen Ansatz auszuprobieren.

Manche von Ihnen werden jetzt sagen: »Aber ich bin doch vollkommen glücklich mit meinem Leben, ich will lediglich ein paar Kilo verlieren.« Sicher, es gibt auch Menschen, die zu viel essen, wenn sie glücklich, z. B. gerade mit ihrem Partner zusammengezogen sind, sich wohl fühlen oder auf einer Party in Gesellschaft einfach zu viel essen und trinken. Auch auf solche Situationen wird in diesem Buch eingegangen. Einige von uns essen jedoch zu viel, weil etwas im Leben nicht so läuft, wie wir es uns wünschen. Deswegen werde ich in diesem Buch viele Aspekte Ihres Lebens unter die Lupe nehmen und Ihnen Lösungen und Strategien für die unterschiedlichen Situationen anbieten.

Manche Menschen wiegen auch zu viel, weil sie in puncto Ernährung und Fitness einfach nicht wissen, was gut und was nicht so gut ist. Falls Sie zu diesen Menschen gehören, dann nutzen Sie dieses Buch, um sich auf den neuesten Stand zu bringen. Andere wiederum kennen alle Dos and Don'ts und bekommen ihr Gewicht trotzdem nicht in den Griff. Wenn Sie zu dieser Gruppe gehören, dann wird Ihnen dieses Buch helfen, einen Blick auf die Gründe für Ihr Essverhalten zu werfen. Sie können so Ihre »Blockaden«, die Sie am Abnehmen hindern, lösen.

Die drei Komponenten erfolgreichen Abnehmens

Schon seit mehreren Jahren beschäftige ich mich aus verschiedenen Blickwinkeln mit dem Thema Abnehmen. Warum Diäten scheitern und warum so viele Menschen übergewichtig sind, diese Fragen interessieren mich besonders. Und: Was ist die Alternative zu Diäten? Welche Strategie funktioniert? Zunächst dachte ich, »Sport« sei die Lösung, und ließ mich neben meinem Studium als Fitnesstrainerin ausbilden. Doch schon bald wurde mir klar, dass Bewegung alleine nicht die Lösung sein kann. Also qualifizierte ich mich im Ernährungsbereich weiter. Obwohl ich viele Erkenntnisse gewinnen konnte, war das Bild immer noch nicht komplett. Erst als ich mein Zweitstudium in Coaching begann und einen Schwerpunkt auf die Positive Psychologie legte, wurde mir klar, dass man die Erkenntnisse auf diesen Forschungsgebieten auch auf das Thema Abnehmen anwenden sollte.

Der Kreis begann sich zu schließen, als ich die drei Komponenten Glück, Ernährung und Bewegung miteinander verband. Die Thematik »Glück« erkläre ich im Laufe dieses Buches noch genauer. Vorab sei nur so viel gesagt: Dabei geht es prinzipiell darum, Ihr Leben als Ganzes zu betrachten und alles zum Positiven zu verändern, was Ihrer Gewichtsabnahme bislang im Wege stand. Glück macht den größten Teil der Lösung auf dem Weg zur Gewichtsreduktion aus, denn langfristig müssen Sie Ihr Leben so gestalten, dass Sie zufrieden sind! Ernährung macht etwa ein Drittel und Bewegung ein Fünftel des Gesamtpakets aus.

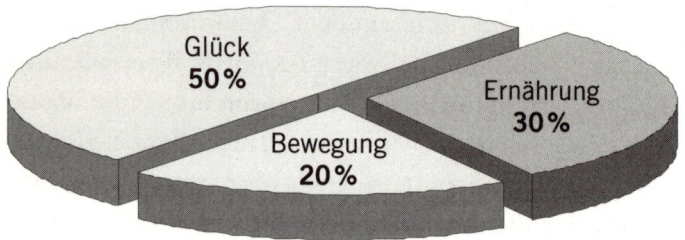

Selbst wenn Sie sich hervorragend in einem oder sogar zwei der obigen Bereiche schlagen, den dritten aber ignorieren, wird Ihnen das Abnehmen sehr schwerfallen bzw. fast unmöglich sein. Nehmen Sie nur einmal die folgenden Beispiele:

- Der übergewichtige Sportliche, der zwar mehrmals die Woche trainiert, aber am Wochenende viel zu viel Alkohol trinkt und beim Essen gerne über die Stränge schlägt.

- Die Gesundheitsfanatikerin, die zwar sehr gesund isst, aber keinerlei Sport treibt und es nicht schafft, die letzten zwei bis fünf Kilo abzunehmen, die ihr noch zum wohlgeformten Traumkörper fehlen.
- Die Happy Queen, die zwar glücklich und mit ihrem Leben zufrieden ist, aber keine Ahnung von Sport und Ernährung hat und deswegen nicht abnimmt.

Ja, natürlich sind dies Stereotypen, und wir lassen uns nur schlecht in Formate pressen, aber was ich ausdrücken möchte, ist, dass alle drei Bereiche wichtig sind, um Ihnen beim Abnehmen langfristige Erfolge zu sichern. Sie werden Ihren Traumkörper bekommen, wenn Sie das »Projekt Abnehmen« als Marathon und nicht als Sprint begreifen. Schnelligkeit wird Ihnen nicht helfen, Ausdauer schon. Stellen Sie sich diesen Marathon aber nicht als Schmerzen bringendes Ereignis vor. Sie müssen keine Crash-Diäten befolgen! Sie können den Lauf genießen, einiges über sich selbst lernen und Ihr Leben insgesamt glücklicher gestalten.

Wie kann man Gewicht verlieren und schlank werden? Dieses Buch basiert auf einem ganzheitlichen Ansatz, nämlich gesund, glücklich **und** schlank zu werden. Diese ganzheitliche Sichtweise und die Integration verschiedener Strategien unterstützen Sie dabei, Ihr Gewicht langfristig zu reduzieren. Anstatt immer wieder an den Symptomen »herumzudoktern«, also eine Crash-Diät nach der anderen durchzuführen, haben Sie mit diesem Buch die Möglichkeit, Emotionen und psychologische Effekte zu beleuchten, um Ihr Wohlbefinden insgesamt zu steigern und somit eine Gewichtsreduktion nicht nur möglich, sondern endlich auch einfach zu machen (erster Teil des Buches, »Glück«). Daneben sind noch zwei weitere Komponenten wichtig, um dauerhaft schlank zu werden: Ernährung (zweiter Teil des Buches) und Sport (dritter Teil des Buches).

Das Besondere an diesem Buch ist, dass Sie sich Ihren individuellen Abnehmplan selbst zusammenstellen können. Jeder ist anders, und dementsprechend sollten auch die Strategien zur Gewichtsreduzierung unterschiedlich sein. Daher müssen Sie bei meinem Konzept selbst aktiv werden und mithilfe dieses Buchs herausfinden, was zu Ihnen passt und was nicht. Klar ist aber auch, dass sich Ihr Gewicht nicht ändern wird, wenn Sie genauso weitermachen wie bisher. Oder wie es ein englisches Sprichwort ausdrückt: *If you do what you've always done, you'll get what you've always gotten* – Wenn Sie weiter das tun, was Sie immer tun, werden Sie bekommen, was Sie immer bekommen. Ändern Sie also Ihre Herangehensweise, wenn Sie andere Resultate sehen wollen!

Auch wenn ich des Öfteren von Emotionen spreche, ist dies kein sentimentales, tief analysierendes »Gefühlebuch«. Wir werden einen kurzen Blick auf die jeweils für Sie schwierigen Situationen oder Emotionen werfen, aber dann geht es darum, Lösungen zu finden und vorwärtszukommen. Da Ihnen in Ihrem Leben immer wieder Schwierigkeiten begegnen werden – ich kann leider nicht zaubern und alles Negative aus dieser Welt verbannen –, unterstütze ich Sie vor allem dabei, neue Wege zu beschreiten, um in harten Zeiten mit Ihren Emotionen besser umgehen zu können und Ihre Gefühle, den Stress und negative Gedanken somit auch weniger mit Essen kompensieren zu müssen. Ich kombiniere wissenschaftliche Erkenntnisse aus den Bereichen Sport, Ernährung und Positiver Psychologie mit praktischen und einfach durchzuführenden Selbst-Coaching-Tools, sodass Sie Ihr Ziel der Gewichtsabnahme erreichen können.

Dauerhaft abnehmen

Wenn Sie erfolgreich und dauerhaft abnehmen wollen, benötigen Sie die folgenden Zutaten:

- Ein Grundwissen über Ernährung und Sport,
- die Bereitschaft, für Ihr Ziel Veränderungen vorzunehmen,
- einige erlernbare Fähigkeiten und Strategien, um mit Herausforderungen und schwierigen Situationen besser umgehen zu können.

Ich werde Ihnen bei all diesen Zutaten helfen und Sie auf Ihrem Weg des Abnehmens unterstützen.

Grundwissen über Ernährung und Sport

Sind Sie sicher, dass Sie über das nötige und aktuelle Wissen verfügen, um Ihren Weg zur Gewichtsreduzierung so einfach und effizient wie möglich zu gestalten? Viele meiner Klienten meinen, auf dem neuesten Stand zu sein, und kommen »nur« zu mir, um Motivation zu erhalten. Sie sind dann immer ziemlich erstaunt, welche neuen Erkenntnisse es gibt, die ihnen beim Abnehmen helfen können. Bringen Sie sich mit diesem Buch auf den aktuellen Stand und finden Sie Strategien, die Ihnen noch nicht bekannt sind.

Die Bereitschaft, für Ihr Ziel Veränderungen vorzunehmen

Einige von Ihnen werden jetzt sagen: »Natürlich will ich abnehmen! Das ist einer meiner größten Wünsche!« Aber: Sind Sie wirklich bereit, dafür Veränderungen vorzunehmen? Sind Sie bereit, dauerhaft Zeit und Energie für Sport und eine bessere Ernährung aufzuwenden? Sind Sie bereit, Ihre »Themen« anzugehen, die Sie immer wieder zum Überessen treiben? Sind Sie bereit, dafür neue Ansätze und Strategien auszuprobieren? Sind Sie bereit, nicht gleich bei der kleinsten Hürde alles hinzuwerfen? Im Prinzip frage ich Sie, ob Sie bereit sind, den »Preis« zu zahlen, um Ihre Traumfigur zu erreichen und dauerhaft zu halten. Dies alles bedeutet nicht, dass Sie jeden Tag vier Stunden Sport treiben müssen und nur noch Salat essen dürfen, aber Sie sollten schon bereit sein, sich drei, vier Mal die Woche eine Stunde Zeit für Bewegung zu nehmen, Sie müssen Ihre Essgewohnheiten überdenken und ändern sowie vielleicht auch einige Aspekte angehen, die Sie bisher vermieden haben, z. B. sich weniger über die Meinung anderer aufzuregen, sich selbst an die erste Stelle zu setzen, den Job zu wechseln, der Sie zutiefst unglücklich macht usw. Dauerhaft seine Figur zu ändern, bedeutet mehr, als einmal für ein paar Wochen eine Crash-Diät durchzuziehen. Aber es kann auch Spaß machen, sich mehr um sich selbst zu kümmern, glücklicher zu werden und seinen eigenen Weg des Abnehmens zu gehen. Sie entscheiden!

Einige erlernbare Fähigkeiten und Strategien

Nehmen wir an, Sie haben das Wissen und die Bereitschaft zum Abnehmen. Warum funktioniert es trotzdem noch nicht? Sie müssen sich selbst Fähigkeiten aneignen und »Werkzeuge« antrainieren, die Ihnen helfen, Ihre Ernährungs- und Sportpläne im Alltag einzuhalten. Diese »Werkzeuge« müssen zu Ihnen als Person und zu Ihrem Lebensalltag passen. Sie brauchen beispielsweise Strategien, um die Frustration über Ihre Arbeitsstelle zu reduzieren und besser damit umgehen zu können, damit Sie das Ganze eben nicht mehr mit Überessen ausbalancieren.

Übersicht

Der erste Hauptteil »Glück« dreht sich um die Frage, wie man alle Lebensbereiche in den Blick nehmen kann, um glücklicher zu werden – und damit langfristig auch Gewicht zu verlieren: Wer glücklich ist, hat einfach weniger Gründe, das Essen als Ersatz zu benutzen. Zusätzlich werden in diesem Teil des Buches aber auch Situationen analysiert und diskutiert, in denen man zu viel isst, obwohl man eigentlich glücklich ist (z. B. durch den sozialen Kontext). Dieser Teil bietet eine Vielzahl an Selbst-Coaching-Tools, die dabei helfen, mit Unterstützung der Positiven Psychologie endlich schlank zu werden.

Im zweiten Hauptteil »Ernährung« werde ich Ihnen verschiedene Strategien vorstellen und aktuelle Forschungsergebnisse über das Essen und Trinken verständlich aufbereiten.

Der dritte Hauptteil »Bewegung« erklärt, warum Sport so wichtig ist und was man tun kann, um abzunehmen und dauerhaft schlank zu bleiben.

Die Botschaft dieses Buches lautet: »Finde und gestalte deinen individuellen ›Glücks‹- Ernährungs- und Fitnessplan, mit dem du erfolgreich abnehmen und dein Gewicht dauerhaft halten kannst.«

Glück

Mein Motto: Nur wenn man den Weg lieben lernt, wird man in der Lage sein, das Ziel zu halten!

Warum liegt der Schwerpunkt dieses Buches auf dem Thema Glück? Nein, Sie haben nicht versehentlich zum falschen Buch gegriffen, es geht immer noch ums Abnehmen! Die Arbeit als *Weight Loss Coach* hat mir durch meine Klientinnen und Klienten jedoch gezeigt, dass man das Projekt Gewichtsreduktion aus einem etwas anderen Blickwinkel betrachten muss. Ja, natürlich müssen Sie immer noch ein paar Grundregeln der Ernährung beherzigen und etwas Sport treiben, aber noch einmal: Das eigentliche Problem, das es zu lösen gilt, ist der emotionale Kontext. Dieses Buch kombiniert verschiedene Ansätze und zeigt auf, wie man sein allgemeines Glücksempfinden steigern kann und damit **auch** sein Essverhalten verbessert. Dies beinhaltet eine völlig andere Lösungsstrategie als die allgemein üblichen reinen Diätempfehlungen. Wenn Sie einmal ganz genau hinschauen, gibt es fast immer Emotionen, die uns zum Essen verleiten, sei es, dass Sie negative Gefühle mit Essen dämpfen wollen oder maßlos essen, weil Sie ja schon in allen anderen Lebensbereichen immer so diszipliniert sein müssen.

Da sich viele dieser Abläufe unbewusst abspielen, mag dies für Sie im Augenblick noch fremd klingen. Mein Ziel ist es, Ihnen das Zusammenspiel von Emotionen und Essverhalten in diesem Kapitel näher zu erläutern und Sie in die Lage zu versetzen, Ihre eigenen Muster aufzudecken und Lösungsstrategien zu entwickeln. Schauen wir uns nun im ersten Teil zunächst das »Warum« an, bevor wir im zweiten und dritten Teil die Symptome – Ernährung und Bewegung(smangel) – beleuchten.

Konzentration auf alle Lebensbereiche

Möchten Sie wirklich einer dieser Menschen sein, die ihr ganzes Leben lang mürrisch und unglücklich sind, nur weil Sie denken, Ihr Körper sei nicht perfekt? Um es einmal extrem auszudrücken, möchten Sie, dass auf Ihrem Grabstein steht: »Konnte das Leben nicht genießen – war zu beschäftigt, über das Gewicht zu klagen.« Wenn Ihre Bekannten und Freunde an Sie denken, möchten Sie, dass ihnen eine Person in den Sinn kommt, die das Leben liebt und das Beste aus jeder Situation macht? Oder möchten Sie als jemand bekannt sein, der niemals richtig glücklich ist und dessen Gedanken nur um das Thema Gewicht kreisen? Es ist Ihr Leben, Sie können selbst entscheiden! Ich verrate Ihnen ein Geheimnis: Wenn Sie Ihren Umgang mit Essen ändern wollen, müssen Sie zunächst von der fanatischen Beschäftigung mit Ihrem Gewicht Abschied nehmen. Sie müssen Ihr Leben endlich leben. Das ist das Einzige, was Ihr Gewicht langfristig ändern wird. Es ist die einzige Maßnahme.

Viele von Ihnen werden jetzt einwenden: »Das ist ja alles schön und gut, aber ich kann einfach nicht glücklich sein, be-

vor ich nicht XY Kilo wiege oder in Größe Z passe.« Oder
kommen Ihnen einige dieser Aussagen bekannt vor: »Ich
kann ihn erst anrufen, wenn ich fünf Kilo abgenommen
habe«, »Wiege ich erst einmal unter 60 Kilo, kann ich mich
für meinen Traumjob bewerben«, »Wenn ich dann endlich
meine Traummaße habe, beginnt mein Leben«. Natürlich ist
es möglich, schlank und trotzdem unglücklich zu sein, viele
von uns denken jedoch immer noch, dass sie sich selbst nicht
zugestehen dürfen, zufrieden zu sein, solange sie noch ein
paar Kilo zu viel wiegen. Genau hier liegt das Problem: Wir
gehen das Thema von der falschen Seite an: Erst muss das
Gewicht stimmen, dann kann ich glücklich sein. Ja, dann bin
ich sogar auf jeden Fall ganz automatisch glücklich! Doch
diese Vorstellung ergibt keinen Sinn. Sie werden Ihr Gewicht nie halten können, wenn Sie nicht andere Wege finden, um mit sich zufrieden zu sein, unabhängig von Kleidergröße und Waage. Was ich zu sagen versuche, ist – und bitte
entschuldigen Sie meine Offenheit: Hören Sie auf, Ihr Gewicht als Entschuldigung dafür zu benutzen, dass Sie Ihr Leben nicht »richtig« leben. Gehen Sie Ihre Probleme an und
schaffen Sie sich das Leben, das Sie sich schon immer gewünscht haben. Jetzt! Dann wird auch das Wunschgewicht
folgen. Versprochen!

Schauen wir uns nun einmal an, wie Sie Ihr Traumleben
Wirklichkeit werden lassen. Ihr Leben besteht aus mehreren
sogenannten Lebensbereichen (siehe dazu Grafik »Lebensrad«). Um nur einige zu nennen: Familie, Freunde, Bezie-

hung, Karriere, (Weiter-)Bildung, persönliche Entwicklung, Gesundheit, Bewegung, Hobbys, ehrenamtliche Arbeit ... die Liste kann von Ihnen beliebig fortgeführt werden. Anstatt Ihre gesamte Energie und Aufmerksamkeit in Ihre nächste Diät zu stecken, versuchen Sie doch einfach einmal, andere Schwerpunkte zu setzen, und lassen Sie Ihren Körper sein Gewicht »natürlich« finden. Jetzt fragen Sie sich bestimmt: »In der Theorie hört sich das interessant an, aber wie bitte soll das denn praktisch funktionieren?«

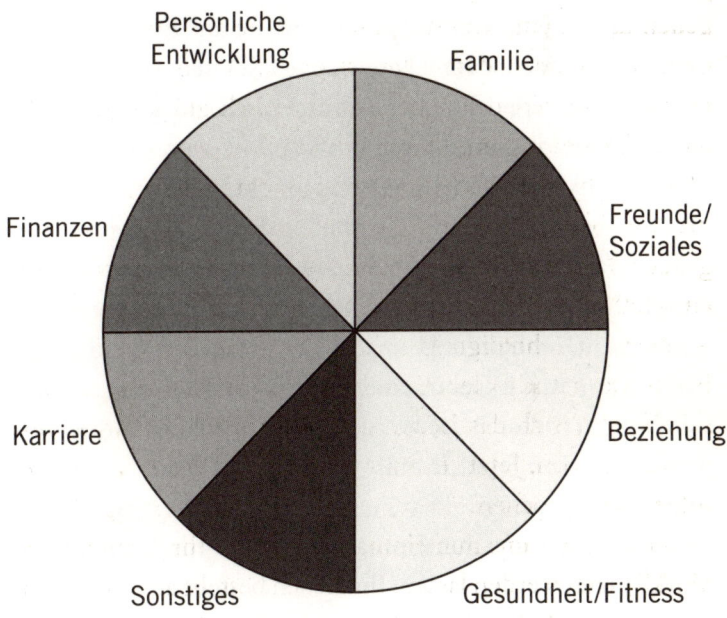

»Lebensrad«[2]

Sie könnten sich beispielsweise zwei Lebensbereiche aussuchen, die Sie gerne verbessern möchten. Nehmen wir einmal den Lebensbereich »Bildung«, hier könnten Sie sich vornehmen, einmal die Woche einen Sprachkurs zu besuchen. Im Lebensbereich »Freunde« wäre ein mögliches Ziel, die Beziehung zu einem alten Weggefährten wieder aufzufrischen, indem Sie sich ein gemeinsames Hobby suchen. Was diese Strategien mit erfolgreichem Abnehmen zu tun haben? Ganz einfach: Ihre Gedanken kreisen nicht mehr ums Essen und die Figur. Wenn Sie das Leben, das Sie sich für den Zeitpunkt ausgedacht haben, an dem Sie endlich schlank sind, **jetzt** leben, werden Sie insgesamt glücklicher und weniger auf das Essen als emotionalen Puffer angewiesen sein – und dadurch schlank werden.

Mit sich selbst im Reinen zu sein und sich besser zu fühlen, kann zu einem besseren Essverhalten führen. Wenn Sie zufriedener sind, weil Sie Ihr Leben aktiv und positiv gestalten, werden Sie weniger geneigt sein, Ihre alten Ernährungsmuster aufrechtzuerhalten. Wenn Sie Ihr Leben mit mehr positiven Aktivitäten füllen und negative Situationen reduzieren, minimieren Sie auch die Wahrscheinlichkeit von übermäßigem Essen und Trinken. Auf diese Weise fühlt es sich auch nicht so an, als ob eine Diät Ihr Leben dominiert. Stattdessen geschieht die Gewichtsabnahme ganz nebenbei. Der Trick dieser Taktik besteht in der Übung. Es wird nicht über Nacht passieren, aber je mehr Sie Ihr Leben als Ganzes betrachten und je mehr Sie versuchen, das Leben als Ganzes zu verbessern, desto weniger werden Sie – wie sonst immer – denken: »Wann ist diese Diät endlich zu Ende?«

Diese Strategie führt auch zu dem aus der Ökonomie bekannten »Multiplikatoreffekt«. Für unsere Zwecke können wir einfach von einer Aufwärtsspirale sprechen. Eine kleine positive Veränderung kann beispielsweise zu einem besseren Essverhalten führen, was dann dazu führt, dass Sie sich besser fühlen. Dies wiederum bewirkt, dass Sie das Essen nicht mehr so sehr als emotionalen Ersatz brauchen, was dazu beiträgt, dass Sie positive Veränderungen in Ihrem Leben anstoßen usw. So kann eine kleine Veränderung einen sogenannten Multiplikatoreffekt von größerer Zufriedenheit und besserer Ernährung auslösen und somit zu einer Aufwärtsspirale führen.

Nehmen wir uns ein paar Momente Zeit, um Ihre verschiedenen Lebensbereiche zu analysieren. Ich beziehe mich dafür auf einen aktuellen Fall aus meiner eigenen Coaching-Praxis, nennen wir die Klientin Melissa[3]. Sie ist 27 Jahre alt und arbeitet als Erzieherin in einer Großstadt. In letzter Zeit realisiert sie mehr und mehr, dass ihr Essverhalten sich verschlechtert. Als sie zu mir kommt, hat sie im Verlauf von wenigen Monaten bereits zehn Kilo zugenommen und ist zutiefst unglücklich über diese Situation. In der ersten Sitzung machen wir zunächst eine Bestandsaufnahme ihrer Lebensbereiche. Melissa findet für sich insgesamt sieben Felder: Familie, Freunde, Beziehung, Karriere, persönliche Entwicklung, Gesundheit und Fitness sowie ehrenamtliche Arbeit.

Das folgende Coaching-Tool – die »Lebensbereich-Analyse«[4] – hilft Melissa, die Lebensbereiche zu identifizieren, die sie verbessern möchte.[5]

Melissa bekommt die Aufgabe, die einzelnen Bereiche, ausgehend von ihrer eigenen **aktuellen** Zufriedenheit auf diesen Gebieten, auf einer Skala von eins bis zehn einzustufen (zehn = vollkommen zufrieden, eins = völlig unzufrieden). An dieser Stelle sage ich immer zu meinen Klienten: »Seien Sie ehrlich zu sich selbst. Wenn Sie sehr unzufrieden mit einem Bereich sind, dann drücken Sie dies auch entsprechend in einer Zahl aus.«

Als zweiten Schritt ordnet Melissa den Lebensbereichen je nach Wichtigkeit die Zahlen eins bis zehn zu – sie muss sich also überlegen, wie wichtig der jeweilige Lebensbereich für sie ist (zehn = absolut wichtig, eins = völlig unwichtig). Hierbei gilt es zu beachten, dass diese Spalte bei den einzelnen Personen sehr unterschiedlich ausfallen kann. Ich habe Kunden, die alle Bereiche mit zehn einstufen, jene, die zwischen sieben bis zehn unterscheiden und auch solche, die ausgewählten Bereichen eine Eins zuordnen. Als Tendenz habe ich jedoch festgestellt, dass höhere Nummern die Regel sind, da wir die meisten Lebensbereiche als wichtig empfinden. Hören Sie auf Ihre Intuition und fragen Sie sich: Welche Bereiche sind mir am wichtigsten, welche am zweitwichtigsten usw. Nehmen Sie zumindest leichte Abstufungen vor, wenn Sie für sich einen Unterschied ausmachen.

In einem dritten Schritt wird nun für jeden Bereich die

Zahl für »Wichtigkeit« minus die Zahl für »Zufriedenheit« gerechnet. Für meine Klientin Melissa konnten wir durch diese Übung ganz klar erkennen, an welchen Lebensbereichen wir zuerst ansetzen und arbeiten mussten. Wir wählten die drei Gebiete mit der größten Differenz zwischen Wichtigkeit und Zufriedenheit aus.

Hier ist Melissas Lebensbereich-Analyse:

Lebensbereich	Wichtigkeit (1–10)	Zufrieden- heit (1–10)	Differenz (1–10)
Freunde	10	10	0
Familie	10	6	4
Beziehung	10	3	7
Beruf und Karriere	8	8	0
Persönliche Entwicklung	10	7	3
Gesundheit und Fitness	9	9	0
Ehrenamtliche Arbeit	5	4	1

Anhand der obigen Tabelle lässt sich deutlich erkennen, dass Melissa der Lebensbereich Beziehung zwar sehr wichtig ist, sie aber nicht sehr zufrieden damit war.

Coaching steht für Lösungen, deswegen lege ich – nachdem die Klienten das Problem umrissen haben – den Fokus auf die Suche nach Wegen aus einer scheinbar festgefahrenen Situation. Oft sieht man den Wald jedoch vor lauter Bäumen nicht, d. h. womöglich haben Sie sich selbst so lange mit dem Problem beschäftigt, dass eine Lösung erst einmal unmöglich erscheint. Auf jeden gut gemeinten Tipp folgt: »Ja, aber das geht nicht, weil …« In solchen Momenten hilft oft die sogenannte Wunderfrage: Stellen Sie sich vor, Sie würden heute Abend ins Bett gehen und sofort einschlafen. Über Nacht geschieht ein Wunder. Etwas, das Sie sich unterbewusst schon immer gewünscht haben, wird in Ihrem ausgewählten Lebensbereich wahr. Sie wachen auf, und Ihr Leben ist genau so, wie Sie es sich schon immer erträumt haben. Wie würde dieses Leben für das jeweilige Gebiet aussehen? Was hat sich verändert? Woran merken andere Menschen, dass Sie in diesem Bereich jetzt glücklich sind?

Als ich diese Übung mit meiner Klientin Melissa durchführe, kommt Folgendes heraus: Sie wünscht sich, dass sie mit ihrem jetzigen Partner wieder glücklich ist, dass sie eine gut funktionierende Beziehung mit ihm will. Melissa realisiert, dass sie aufhören muss, ihrem Partner die alleinige Schuld an der derzeitigen Situation zuzuschieben. »Er muss XY anders machen. Er muss aufhören, Z zu tun.« Diese Sätze hat sie am Anfang der Sitzung häufig von sich gegeben. Das Problem dabei: Wir können nur uns selbst und unsere Einstellung ändern, nicht jedoch die anderen Menschen. Legen Sie den Fokus bei der Wunderfrage deshalb auf Dinge, die Sie selbst lösen können – das gibt Ihnen Energie, Kraft und Kontrolle.

Ich frage meine Coaching-Klientin also, wie sie selbst positiver mit ihrem Partner umgehen könnte, anstatt auf eine Veränderung von seiner Seite zu warten. Nach und nach öffnet sich Melissa immer mehr und macht sich die vielen Situationen bewusst, in denen sie sich bei ihrem Freund über dessen Schwächen echauffiert, ihm vorführt, was er alles falsch mache und wie wenig er sie doch unterstütze. Im Austausch mit mir wurde ihr schnell bewusst, dass ihr eigenes Verhalten das Verhalten ihres Freundes negativ beeinflusst. Wir finden zwei Strategien zur Besserung der Situation, an denen Melissa in der nächsten Woche arbeiten möchte. Zum einen, ihrem Freund jedes Mal zu danken, wenn er etwas Nettes für sie tut (was sehr viel häufiger geschieht, als sie denkt). Zum anderen, Aktivitäten und Dinge zu finden, die sie selbst glücklich machen, und ihre generelle Unzufriedenheit nicht mehr länger bei ihrem Freund abzuladen bzw. diesen für ihr Leben verantwortlich zu machen.

Nachdem Melissa ihre neuen Strategien eine Woche lang aktiv angewandt hatte, schien nicht nur ihr Freund wie ausgewechselt, auch ihr Essverhalten hatte sich stark verbessert – und hier kommen wir nun wieder zum eigentlichen Thema: Um endlich schlank zu werden, müssen Sie aufhören, an den Symptomen herumzudoktern, und erkennen, was Ihr jeweiliges Essverhalten auslöst. Die Gründe sind bei jedem unterschiedlich, ja, es kann sogar bei ein und derselben Person mehrere Auslöser geben oder im Laufe der Zeit zu Veränderungen kommen. Für Melissa gab es nun weniger Gründe, unglücklich zu sein und diese negativen Emotionen mit Essen zu unterdrücken. Besonders ihre spätabendlichen Gelüste nach Chips ließen deutlich nach, und tagsüber brauchte sie weniger Schokolade. Diese simple, aber effektive Methode, sich auf andere Lebensbereiche zu konzentrieren, kann das eigene Wohlbefinden enorm steigern und somit auch die emotionale Abhängigkeit vom Essen reduzieren.

Jetzt sind Sie selbst am Zug! Versuchen Sie, die Übung »Lebensbereich-Analyse«, die ich gerade anhand des Beispiels meiner Klientin Melissa beschrieben habe, auf sich anzuwenden. Bei manchen Menschen variieren die Anzahl und die Thematik der Lebensbereiche. So möchten Sie vielleicht, wenn Sie Kinder haben, zwischen Ihrer direkten, Ihnen nahestehenden Familie und der erweiterten Familie unterscheiden und dafür zwei verschiedene Lebensbereiche wählen. In der folgenden Tabelle habe ich Ihnen einige typische Felder aufgelistet, aber fühlen Sie sich frei, diejenigen zu streichen, die nicht auf Sie zutreffen, und andere zu ergänzen. Die einzige Bedingung: Ihr Gewicht darf nicht als Lebensbereich aufgeführt werden. Warum? Weil bei dieser Übung der Schwerpunkt gerade **nicht** auf der Figur als einem der zentralen Punkte Ihres Lebens liegen sollte – Sie werden zwar schlank, aber »nebenbei« statt darauf konzentriert. Selbst wenn Sie im Augenblick noch Zweifel haben sollten, probieren Sie es einfach aus. Eines ist sicher: Ihre vergangenen Versuche abzunehmen waren auf lange Sicht nicht erfolgreich, sonst würden Sie dieses Buch nicht lesen. Testen Sie also etwas Neues!

Werden Sie selbst aktiv!

Übersicht der einzelnen Schritte zur Lebensbereich-Analyse:

1. Benennung Ihrer Lebensbereiche (erste Spalte)
2. Einstufung jedes Bereiches nach dem Grad der Wichtigkeit (zweite Spalte)
3. Einstufung jedes Bereiches nach dem Grad der Zufriedenheit (dritte Spalte)
4. Errechnung der Differenz zwischen 2 und 3 (letzte Spalte) Wunderfrage

Tabelle zur Lebensbereich-Analyse

Lebensbereich	Wichtig-keit (1–10)	Zufrieden-heit (1–10)	Differenz (Wichtigkeit minus Zufriedenheit)
Karriere und Beruf			
Freunde			
Beziehung			

Lebensbereich	Wichtig-keit (1–10)	Zufrieden-heit (1–10)	Differenz (Wichtigkeit minus Zufriedenheit)
Familie			
Gesundheit und Fitness			
Finanzen			
Persönliche Entwicklung			

Ergebnis – Die drei Lebensbereiche, an denen ich arbeiten möchte:

1. _____

_____

2. _____

_____

3. _____

_____

Nun wenden Sie als letzten Schritt die Wunderfrage an. Fragen Sie sich, welches Wunder über Nacht passieren müsste, damit Sie eine deutliche Verbesserung in dem jeweils ausgewählten Lebensbereich empfinden. Versuchen Sie zunächst so kreativ wie möglich zu sein und Ihren »inneren Kritiker« erst im zweiten Durchlauf einzuschalten, dann nämlich, wenn Sie Ihre Vorschläge auf ihre Realisierbarkeit hin überprüfen. Falls Sie an dieser Stelle stecken bleiben, ziehen Sie gute Freunde oder Bekannte hinzu. Manchmal hilft der fremde Blickwinkel, neue Ideen zu entwickeln.

Wunderfrage[6]

Welches Wunder müsste über Nacht passieren, damit ich eine deutliche Verbesserung im ausgewählten Lebensbereich empfinde?

_____

_____

_____

_____

_____

Lösungsideen

_____

_____

_____

_____

_____

_____

_____

_____

Erstes Sammeln von Lösungsansätzen (Kreativität erwünscht!)

1. _____

_____

2. _____

_____

3. _____

_____

4. _____

_____

5. _____

_____

6. _____

_____

7. _____

_____

8. _____

_____

9. _____

_____

10. _____

_____

Realitäts-Check

Folgende Lösungsansätze aus der obigen Liste halte ich
für realisierbar und möchte ich anwenden:

1. _____

_____

2. _____

_____

3. _____

_____

Fangen Sie sofort mit einer kleineren Aktion zur Verbesserung des Lebensbereiches an!

Wenn Sie Ihr Leben in seiner Gesamtheit betrachten, werden Sie feststellen, dass Ihr Gewichtsproblem zwar Teil Ihres Lebens ist, aber es **ist** nicht Ihr Leben! Ziel ist es, sich all Ihrer positiven Momente in den jeweiligen Lebensbereichen stärker bewusst zu werden und diese in den Fokus zu nehmen, um die allgemeine Zufriedenheit zu steigern (hierauf werde ich in den nächsten Kapiteln noch genauer eingehen). Werden Sie sich jetzt darüber klar und reflektieren Sie, was Sie in Ihrem Leben und in den unterschiedlichen

Lebensbereichen erreichen möchten. Ich habe einige Klienten, die aufgrund der Negierung ihrer Werte sowie einer Disbalance der Lebensbereiche in ein ungesundes Essverhalten verfallen sind.

Eine Klientin verbringt beispielsweise den Großteil ihrer Zeit im Lebensbereich »Karriere«, leistet viele Überstunden und empfindet diese Verwendung ihres Zeit- und Energiekontingentes als nicht erfüllend. Wenn es einmal wieder besonders stressig ist, konsumiert sie noch mehr fettiges Essen als sonst und kompensiert das eigentliche Problem. Im Grunde möchte sie nämlich überhaupt keine Überfliegerkarriere ablegen, sondern endlich mehr Zeit für ihre Gesundheit und Fitness, ihre Freunde und die Beziehung zur Verfügung haben. Was auch immer Ihre Werte, Ziele und Wünsche im Leben sind, schauen Sie genau hin! Sind Sie mit Ihrer aktuellen Situation zufrieden? Wo möchten Sie in einem, zwei oder fünf Jahren stehen? Erlauben es Ihr aktueller Lebensstil und die Schwerpunkte, die Sie im Leben gesetzt haben, diese Vorstellungen zu erreichen? Oder müssten Sie dafür etwas ändern?

Werden Sie selbst aktiv!

99-Jahre-Übung[7]

Stellen Sie sich vor, Sie sind 99 Jahre alt und blicken zurück auf Ihr Leben. Sind Sie glücklich? Haben Sie all die Dinge getan, die Sie machen wollten? Was war für Sie im Leben wichtig?

Nehmen Sie sich ein paar Minuten Zeit und beschreiben Sie, wie Ihr ideales Leben ausgesehen hat, sodass Sie zufrieden auf Ihren Lebensweg zurückblicken können. Denken Sie dabei an alle Lebensbereiche.

_____

_____

_____

_____

_____

_____

Für manche ist die oben genannte Übung »99 Jahre« ein Weckruf. Lassen Sie nicht zu, dass die Hektik des Alltags Ihnen die Sicht auf die wirklich wichtigen Dinge im Leben nimmt – leben Sie Ihr Traumleben, Sie haben nur eines!

Mein Tipp:

Nehmen Sie sich jede Woche einen kurzen Moment Zeit, um über Ihre Ziele zu reflektieren und sicherzustellen, dass Sie noch auf dem richtigen Lebensweg sind (beispielsweise jeden Sonntag vor dem »Tatort«, montagmorgens etc.).

Teilen Sie Ihre großen Ziele in kleine Schritte auf. So fühlen Sie sich nicht überfordert, sondern animiert, Ihren Weg zu gehen.

Probieren Sie neue Aktivitäten aus, seien Sie experimentierfreudig! Welche Dinge schieben Sie schon die ganze Zeit vor sich her? Seien Sie mutig und gehen Sie genau diese Dinge an. Gehen Sie vorwärts, anstatt stehen zu bleiben. Sie werden überrascht sein, wie sehr sich Ihr Leben und ganz nebenbei auch Ihre Essgewohnheiten zum Positiven entwickeln werden. Wenn Sie sich beispielsweise schon lange für eine neue Stelle bewerben oder Ihren Chef um eine Gehaltserhöhung bitten wollen, dieses aber aus Angst vor Veränderungen bisher immer wieder aufgeschoben haben, wird sich das auf Ihr allgemeines Wohlbefinden niederschlagen – und nicht wenige von uns kompensieren dies wiederum mit Essen. Versuchen Sie, Herausforderungen statt Probleme zu sehen. Hören Sie auf, Dinge vor sich herzuschieben: Schluss mit der »Aufschieberitis«! Leben Sie Ihr Leben jetzt.

Balance statt Extreme

Eine gute Freundin von mir wird zu Recht immer sehr trau-rig, wenn eine ihrer Bekannten eine neue Beziehung be-ginnt, ihre Zeit auf einmal nur noch mit dem neuen Partner verbringt und alles andere um sich herum vergisst. Wir alle haben dergleichen wohl entweder selbst erlebt oder bei an-deren gesehen. Freunde werden vernachlässigt, Sport – was war das noch mal? Das Leben als Ganzes existiert nur noch in der Blase »Beziehung«. Für eine Weile ist dies sicher-lich ein Traumzustand im wahrsten Sinne des Wortes, doch was, wenn der Traummann plötzlich aus heiterem Himmel Schluss macht? Wie vollständig ist Ihr Leben dann?

Mein Tipp ist, sich niemals komplett nur auf einen Le-bensbereich zu konzentrieren und zu verlassen. Es ist da-bei auch völlig egal, ob es Ihre Karriere, die Kinder oder der Partner ist – oder haben Sie schon einmal einen lang-fristig gesunden und glücklichen Workaholic, eine Super-Mama oder einen Beziehungs-Fanatiker gesehen? Immer wenn einer dieser Bereiche zusammenbricht, sei es durch Arbeitsverlust, Auswanderung der Kinder oder die Beendi-gung einer Partnerschaft, stehen Sie mit leeren Händen da. Wenn Sie in Ihren Lebensbereichen aber Balance praktizie-ren, schmerzt ein Verlust zwar immer noch, er lässt sich aber aushalten. Einfacher ausgedrückt: Übernehmen Sie Verant-wortung für Ihr Leben und seien Sie nicht leichtsinnig!

Schauen Sie sich folgende zwei Graphiken an. Marie versucht ihr Leben in Balance zu leben. Deswegen gibt sie ihren Lebensbereichen gleich viel Bedeutung. Klar verbringt sie mal mehr, mal weniger Zeit in den einzelnen Bereichen, insgesamt versucht sie jedoch eine Ausgewogenheit zu erreichen. Anna dagegen fokussiert sich nur auf ihre Karriere und ihre Finanzen, gleichzeitig hat sie noch ihre Beziehung mit ihrem Freund im Blick. Was passiert nun, wenn Marie oder Anna ihren Job verlieren, bzw. es mal karrieretechnisch nicht so gut läuft? Wer wird diesen »Tiefschlag« besser auffangen können? Was passiert, wenn die Beziehung mit dem Partner auseinandergeht? Marie hat andere Lebensbereiche, um die sie sich gekümmert hat, auf die sie sich im Falle eines Falles stärker stützen kann, ihr Leben ist immer noch »komplett«. Bei Anna dagegen bricht die Hälfte bzw. ein Viertel ihrer Lebensbereiche weg – ein derber Tiefschlag.

Marie

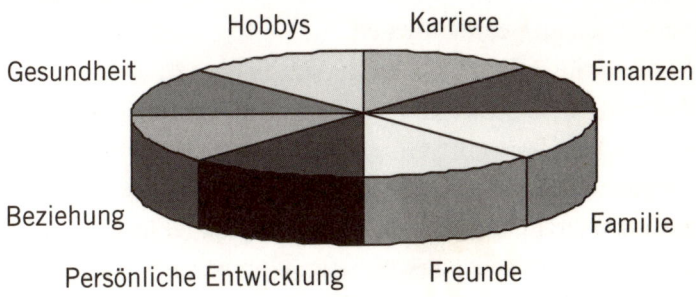

49

Anna

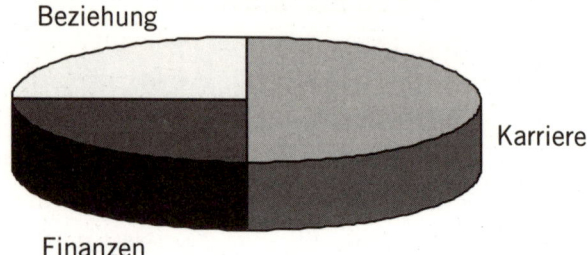

Beziehung

Karriere

Finanzen

Das Großartige an der Balance-Strategie ist der »Watte-Effekt«. Nehmen wir an, Sie haben einen Verlust in einem Ihrer Lebensbereiche zu verzeichnen, dann haben Sie immer noch sechs oder mehr Lebensbereiche, auf die Sie wie in Watte gebettet zurückfallen können. Genauso funktioniert diese Technik, wenn Sie eine Balance innerhalb der jeweiligen Lebensbereiche anstreben: Selbst wenn ein Problem auftaucht, betrifft es vielleicht zehn Prozent des Bereiches, und Sie haben immer noch 90 Prozent, die gut funktionieren. Ich werde dies nun anhand der »Zoom-out-Technik« einmal genauer verdeutlichen.

Wenn Sie in Ihren Lebensbereichen eine Balance anstreben, wird diese Strategie Ihnen auch bei Ihrem Essverhalten helfen, denn dort gilt genau das gleiche Prinzip.

Eine weitere wichtige Strategie ist, die Balance zwischen Extremen zu finden, z. B. die Balance zwischen Perfektionismus und »Sich-komplett-Gehenlassen«, zwischen »Alles ist verboten« und »No Limits«. Jetzt fragen Sie sich bestimmt,

Werden Sie selbst aktiv!

Die »Zoom-out-Technik«

Wenn Sie wieder einmal völlig in einem Problem verstrickt sind und als Resultat Ihr ganzes Leben als ein solches sehen, versuchen Sie die folgende »Zoom-out-Technik«:

In welchem Lebensbereich spielt sich das Problem ab? Wie viele andere Lebensbereiche ohne dramatische Probleme bleiben mir? Welche anderen Lebensbereiche habe ich, die sogar gut funktionieren? Welchen Anteil hat der Problemlebensbereich insgesamt? 1/8? 1/7?

_____

_____

_____

_____

_____

Nun schauen Sie sich den »Problemlebensbereich« selbst an: Wie viel macht das Problem am gesamten Bereich aus? Relativieren Sie Ihre Krise. Setzen Sie Ihre Krise in Perspektive: Macht es 1/20 oder 1/30 des einzelnen Bereichs aus?

was die Balance in Ihren Lebensbereichen mit dem Abnehmen zu tun hat. Ganz einfach: Oft versuchen wir durch Überessen oder ungesundes Essen etwas anderes in unserem Leben zu kompensieren, das eben nicht in Balance ist oder uns unzufrieden macht. Zu viel oder zu wenig bedeutet ein Ungleichgewicht, das bei einigen dazu führt, Essen als Ersatz zu nehmen – für andere sind es die Zigaretten, der Alkohol oder TV-Konsum. Da Sie dieses Buch gekauft haben, liegt es auf der Hand, dass für Sie selbst das Essen als Mittel dient, sich kurzfristig zufriedenzustellen. Üben Sie sich also in Balance!

Werden Sie selbst aktiv!

Leben zwischen Extremen

Kreisen Sie Ihre Extreme in der Tabelle ein und ergänzen Sie die Liste mit weiteren Extremen, die Sie praktizieren.

»Meine Extreme«

Perfektionismus	sich komplett gehenlassen
Alles ist erlaubt	Alles ist verboten
viel Sport	überhaupt kein Sport
ständig ausgehen	sich zu Hause »einschließen«

Geld »aus dem Fenster werfen«	gar nichts ausgeben
Ich muss	Ich muss überhaupt nichts
Workaholic	sich langweilen
strikte Diät	*All you can eat*

Zusammengefasst sollten Sie sich folgende vier Punkte zu Herzen nehmen:

- Finden Sie die Balance zwischen den einzelnen Lebensbereichen.
- Finden Sie die Balance im jeweiligen Lebensbereich selbst.
- Leben Sie nicht, um Diät zu halten. Verwenden Sie Ihre Energie auf Ihr Leben statt auf die Diät!
- Sehen Sie Ihr Leben in seiner Gesamtheit. Leben Sie nicht in Extremen, auch nicht, wenn es um Ihre Figur geht.

Dankbarkeit praktizieren

So oft im Leben konzentrieren wir uns auf das, was falsch läuft, anstatt uns an den bereits erreichten Zielen und den guten Dingen zu erfreuen. Ich kann mich da selbst nicht ausschließen, aber ich habe meine Lektion gelernt. Früher war ich oft in Denkmustern gefangen (»Warum ist mein Leben nicht besser? Weshalb klappt dies oder jenes nicht?«), doch dann kam der Weckruf. Ich fühlte mich schon seit einiger Zeit irgendwie ausgepowert, müde und erschöpft. Zudem waren an meinem Hals ständig einige Lymphknoten geschwollen. Ich ging also zum Arzt, der mich nach ein paar Bluttests sofort zur Computertomografie schickte. Zu diesem Zeitpunkt dachte ich noch »alles nur Routine«, denn zwei Tage später wollte ich den Flieger nach Australien nehmen, um auszuwandern … Doch dann kam alles anders. Der Arzt, der die CT-Bilder auswertete, rief einen Kollegen dazu – und letztendlich auch mich. Sie teilten mir mit, dass eine 50-prozentige Wahrscheinlichkeit bestehe, dass ich Lymphdrüsenkrebs habe. Glauben konnte ich das erst einmal nicht, doch vier Tage später kam ich ins Krankenhaus. Die einzige Methode, herauszufinden, was wirklich mit mir los war, bestand in einer Operation und der Herausnahme eines Knotens. Auf einmal war alles anders.

Ich dachte nicht mehr: »Warum hat dies oder jenes nicht geklappt?«, sondern nur noch: »Wie gut hatte ich es eigentlich?«, denn bis zu diesem Zeitpunkt war ich gesund gewesen und hatte ein wundervolles Leben gehabt. Ich realisierte, wie dumm es gewesen war, die großen, wichtigen Dinge einfach als gegeben hinzunehmen und mich über Kleinigkeiten aufzuregen. Im Englischen gibt es dafür einen sehr schönen Ausdruck: *Don't sweat the small stuff!* (etwa: Verlier keinen Schweiß/Reg dich nicht auf wegen Kleinigkeiten). Oder kennen Sie es, dass man erst im Nachhinein realisiert, wie gut man es hatte, bzw. dass man erst, wenn etwas oder jemand nicht mehr da ist, merkt, wie sehr man die Person oder Sache geliebt hat? Warten Sie nicht auf ein schlimmes Ereignis, das Ihnen die guten Dinge vor Augen führt, die schon in Ihrem Leben sind. Dies bedeutet nicht, dass Sie keine Ziele mehr haben sollten oder nicht versuchen sollten einzelne Lebensbereiche zu verbessern. Aber Sie müssen auch in der Lage sein, zu erkennen, welch wundervolles Leben Sie genau in diesem Augenblick führen dürfen! Ihr Gewicht kann beispielsweise ein Aspekt sein, an dem Sie arbeiten möchten, und dennoch ist es nur ein winzig kleiner Teil Ihres gesamten Lebens und Lebensweges. Verleihen Sie Ihrer Waage um Himmels willen nicht die Macht, über Ihre Zufriedenheit mit dem Leben und die Qualität eines Tages zu entscheiden.

Ich hatte extremes Glück. Die Testergebnisse sagten eindeutig, dass der Knoten gutartig war. Kein Krebs! Was für eine Erleichterung! Nun verläuft eine ziemlich große Narbe an der Seite meines Halses, und ich liebe jeden Millimeter davon, da sie mich jeden Morgen beim Blick in den Spiegel demütig daran erinnert, was für ein tolles Leben ich führe! Ich bin dankbar für meinen Mann, meine Familie, meine tollen Freunde und Freundinnen, die mich alle wahnsinnig unterstützt haben, als ich einige sehr angstvolle Momente durchlebte.

Das Absurde an meiner Geschichte ist, dass ich gerade kurz vor der Diagnose nicht so gut auf meinen Körper zu sprechen war. Ich hatte ein paar Kilo zugenommen! Nach diesen zwei äußerst nervenaufreibenden Wochen aber habe ich begriffen, wie verrückt diese Einstellung gewesen ist. Was sind schon drei Kilo im Vergleich zu einem gesunden, vitalen Körper!? Ich dankte meinem Körper im wahrsten Sinne des Wortes für seine Großartigkeit: Er war gesund – und einfach perfekt! Eine weitere Lektion, die ich im Krankenhaus lernte: Man sollte ohnehin nie auf seine untere Gewichtsgrenze oder die kleinste verfügbare Kleidergröße hinarbeiten, denn wenn der Körper einmal in Not ist und auf Reserven zurückgreifen muss, dann ist dort – ja, genau: nichts! Für alle diejenigen, die meinen, sie müssten Size 0 oder Größe 32–34 (!) erreichen: Vergessen Sie es! Nichts fühlt sich so gut an wie ein gesunder und vitaler Körper.

Fragen Sie sich selbst: Wofür in meinem Leben bin ich dankbar? Was nehme ich einfach als gegeben hin? Versuchen Sie doch einfach einmal, diesen neuen Ansatz in Ihr Leben zu integrieren. Anstatt sich immer nur darüber zu beschweren, was nicht perfekt ist, schauen Sie genau hin, was bereits hervorragend läuft! Es ist nicht schwer zu erkennen, dass

Sie mit dieser Strategie Ihr Leben deutlich verbessern werden. Ganz nebenbei: Nichts, über das wir uns konstant beschweren, wird durch die Beschwerden besser, im Gegenteil. Durch fortwährende negative Selbstgespräche machen wir aus einer Mücke einen Elefanten. »Fließe durchs Leben, anstatt immer gegen den Strom zu schwimmen«, würde meine beste Freundin dazu sagen. Beenden Sie die Fokussierung auf sich selbst und helfen Sie anderen, die Ihre Unterstützung wirklich nötig haben!

Den größten Fehler, den Sie machen können, ist das »Durchdenken« Ihres Problems. Durch ständiges Analysieren erreichen Sie leider gar nichts, außer dass Sie sich noch schlechter fühlen als zuvor. Beobachten Sie sich eine Weile. Neben dem miserablen Gefühl, dass mit der »Überanalyse« einhergeht, werden Sie noch etwas anderes merken: Ihre soziale Anziehungskraft ist gleich null. Menschen können unbewusst fühlen, wenn jemand negativ denkt. Selbst wenn Sie eine großartige Schauspielerin/ein großartiger Schauspieler sein sollten, können Menschen Ihren Gemütszustand – der am allermeisten von Ihrem Denken beeinflusst wird – langfristig an Ihrer Aura ablesen. Jetzt kommt es: Niemand will sich mit negativ gestimmten Menschen umgeben, von positiv denkenden Personen fühlen wir uns aber im Gegenteil stark angezogen.

Nun fragen Sie sich sicher, wie man das lästige »Überanalysieren« und das »Sich-Sorgen-Machen« sein lässt? Beginnen Sie daran zu glauben, dass sich jede Situation ins Positive umwandeln lässt. Wenn sich eine Tür für Sie schließt, wird eine andere aufgehen. Auch wenn Sie die positive Wendung nicht sofort sehen können, bleiben Sie zuversichtlich! Manchmal braucht es mehrere Jahre, bis Sie verstehen, warum etwas nicht funktioniert hat, Ihr »Traumpartner« sie verließ oder die beste Freundin nichts mehr mit Ihnen zu tun haben wollte. Vor Kurzem habe ich von einem Multimillionär gelesen, der sagte, das Beste, was ihm je passieren konnte, war, von der berühmten Harvard University abgelehnt zu werden. Ich stutzte zunächst und dachte: »Was soll denn daran so toll gewesen sein?« Doch es ist ganz einfach: Durch die Absage war er gezwungen worden, sich anderweitig umzuschauen, und da er keine Bewerbungen für andere Universitäten geschrieben hatte, machte er sich selbstständig. Das Ende der Geschichte ist, dass er nicht nur im Geld schwimmt, sondern auch sehr glücklich damit ist, sein eigener Chef zu sein.

Vertrauen Sie also darauf, dass alles gut wird, denn eines ist absolut sicher: Wenn Sie sich nur darauf konzentrieren, was in Ihrem Leben fehlt oder nicht gut läuft, bedeutet das, ganz verbissen nur Ihre Schwächen zu sehen, anstatt Ihre Stärken auszuspielen. Ich beispielsweise bin nun wahrlich keine Leuchte in Mathematik. Ich könnte mich nun jeden Tag darüber aufregen oder, noch schlimmer, meine gesamte Zeit darauf verwenden, meine mathematischen Kenntnisse aufzubessern. Am Ende werde ich in Mathe trotzdem

Reflexion:

Wann ist Ihnen im Leben schon einmal etwas passiert, das zunächst sehr schlimm aussah, sich aber am Ende als glückliche Fügung herausgestellt hat?

_____

_____

Was können Sie aus dieser Erfahrung lernen?

_____

_____

Lohnt sich das ewige Grübeln und das »Sich-selber-Fertigmachen«?

_____

_____

Was könnten Sie mit Ihrer Energie ansonsten anfangen?

_____

_____

nie besser als der Durchschnitt sein. Oder ich kann mich auf meine Stärken konzentrieren – den Umgang mit Menschen, Kommunikation, emotionale Intelligenz – und diese weiter ausbauen. Welcher der beiden beschriebenen Wege ist sinnvoller, was glauben Sie? Mit welchem Weg werde ich glücklicher und erfolgreicher?

Werden Sie selbst aktiv!

Was sind meine Stärken? Was fällt mir leicht?

_____

_____

Was sind meine Schwächen? Was fällt mir schwer?

_____

_____

Mein Tipp:

Falls es Ihnen schwerfällt, sich über Ihre eigenen Stärken und Schwächen klar zu werden, bitten Sie Freunde, Kollegen oder Bekannte um eine Einschätzung.

Jede Situation hat Ihr Gutes! Sie sind gerade Single? Konzentrieren Sie sich auf sich, machen Sie all das, was Sie schon immer lernen und ausprobieren wollten! Sie haben Ihre Arbeitsstelle verloren? Finden Sie heraus, was Sie beruflich wirklich machen wollen, oder denken Sie darüber nach, sich selbstständig zu machen. Das Verrückte ist: Manchmal wollen wir, dass die Zeit vergeht. Wir sehen eine vermeintlich neutrale Situation als Desaster, konzentrieren uns nur darauf, wie furchtbar alles ist. Dann ändert sich diese Situation, wir blicken zurück und denken: »Ich hätte diese Zeit wirklich besser nutzen und eigentlich auch glücklich sein können, wenn ich mich nur auf das konzentriert hätte, was gut war, und das Beste aus der Situation gemacht hätte!« Ich habe mehrere sehr begabte Freunde, die aufgrund der Finanzkrise arbeitslos geworden sind. Die einen haben sich eine tolle Zeit gemacht, Fortbildungen besucht, andere Länder bereist und sich neue Möglichkeiten geschaffen, während die anderen sich zu Hause einschlossen. Wer von ihnen war wohl glücklicher? Wer hat mit aller Macht versucht, Türen zu öffnen, indem er sich nicht nur auf die Karriere konzentriert hat? Wer hat sich neue Erfahrungen ermöglicht?

Praktische Tipps, um das eigene Glücksempfinden zu steigern:

- Schreiben Sie eine Liste mit mindestens 20 Punkten, für die Sie in Ihrem Leben dankbar sind. Falls andere Menschen in diese Dinge involviert sind, lassen Sie diese wissen, wie sehr Sie ihre Hilfe, Unterstützung und Liebe schätzen.
- Wann immer Sie sich dabei ertappen, ins Grübeln zu verfallen, schauen Sie sich die obige Liste an und konzen-

trieren Sie sich auf das, was Sie in Ihrem Leben haben, statt auf das, was fehlt. Praktizieren Sie Demut und Dankbarkeit.

- Behandeln Sie alle Menschen mit Respekt. Seien Sie freundlich, aufmerksam und dankbar gegenüber Menschen, die Sie im Lauf des Tages zufällig treffen – sei es der Busfahrer, dem Sie beim Ausstieg danken, der Praktikant in Ihrem Unternehmen, der Verkäufer, bei dem Sie sich nach seinem Befinden erkundigen usw. Hören Sie auf, immer nur an sich zu denken, und wenden Sie Ihre Aufmerksamkeit anderen Menschen zu.

- Widmen Sie mindestens zwei Tage im Monat der »Dankbarkeit«. Verteilen Sie Notizzettel mit dem Schlüsselwort »Dankbarkeit« in Ihrer Wohnung und in Ihrem Notizbuch, sodass Sie im Laufe des Tages mehrfach darauf aufmerksam werden. Versuchen Sie, dieses Motto innerhalb von 24 Stunden so oft wie möglich zu leben, sei es, indem Sie im Stillen über Dinge nachdenken, für die Sie dankbar sind, oder indem Sie sich anderen Menschen gegenüber »dankbar« erweisen.

Negativen Gefühlen die Bedeutung nehmen

An manchen Tagen werden Sie sich schlecht fühlen, genervt, gelangweilt oder traurig sein. Das ist völlig in Ordnung so. Einige Menschen dramatisieren diese Gefühle jedoch: Über Nacht hat sich Ihr ansonsten gutes Leben nicht verändert. Alles ist immer noch wie zuvor, Sie fühlen sich nur heute einfach nicht so gut. Werden Sie sich darüber klar, dass es diese Tage hin und wieder gibt und akzeptieren Sie sie als »Hundetage«. Jeder kennt sie! Der Unterschied zwischen Pessimisten und Optimisten besteht darin, dass Letztere die schlechten Tage erkennen und entsprechend damit umgehen: Sie wissen, dass nach dem Regen die Sonne kommt. Pessimisten dagegen können sich in ihrem Unglück suhlen, sie versteifen sich auf alles, was schlecht ist, und lassen den schlichten Zustand der »schlechten Laune« ihr Leben beeinträchtigen. Nun kommt der entscheidende Punkt für Ihre Figur: Wenn Sie sich schlechter und schlechter fühlen und die negativen Gefühle zunehmen, setzen Sie sich selbst auch stärker der Gefahr aus, Ihre negativen Gefühle mit Essen zu kompensieren. Was können Sie nun tun, liebe LeserInnen, um dieser Spirale aus negativen Gefühlen, schlechter Laune und zu viel Essen zu entkommen?

Strategie 1:

Abwarten! »Sitzen« Sie Ihre schlechte Laune aus! Versuchen Sie erst gar nicht, diese zu verbessern. Lassen Sie einfach los. Es ist sehr gesund, sich manchmal traurig oder verärgert zu fühlen, das ist das Leben! Aber da Sie ja selbst wissen, dass es nur eine Stimmung ist und diese – genauso schnell, wie sie gekommen ist – auch wieder vergehen wird, brauchen Sie sie auch nicht mit Essen zu nähren. Warten Sie einfach ab, und am nächsten Tag wird alles schon besser aussehen.

Strategie 2:

»Pampern« Sie sich! Gerade wenn Sie sich schlecht fühlen, versuchen Sie, besonders gut zu sich selbst zu sein. Ein heißes Bad, eine Tasse Tee, eine Massage, eine Gesichtsmaske … Behandeln Sie sich selbst, als wenn Sie in Hochstimmung wären!

Strategie 3:

Umgeben Sie sich mit positiv denkenden Menschen. Wählen Sie Freunde, mit denen Sie sich wohl fühlen und bei denen Sie sich nicht verstellen müssen. Freunde, die nicht von Ihnen verlangen, dass Sie ein fröhliches Gesicht machen, obwohl Ihnen hundeelend zumute ist. Unbewusst wird sich Ihre Stimmung trotzdem aufhellen, denn wenn man sich mit Optimisten umgibt, kann man gar nicht allzu lange Trübsal blasen. Ganz nebenbei gesagt: Sie sollten diese Strategie auch generell anwenden. Verbringen Sie Ihre Zeit mit Menschen, die Ihnen ein gutes Gefühl geben, bei denen Sie sich selbstbewusst und gestärkt fühlen, bei denen Sie Möglichkeiten statt Probleme sehen. In Gesellschaft solcher Menschen wird sich Ihr gesamtes Leben zum Besseren entwickeln.

Strategie 4:
Legen Sie in guten Zeiten ein Erfolgstagebuch an. Schreiben Sie auf, was Sie in Ihren verschiedenen Lebensbereichen schon alles erreicht haben. Oder notieren Sie jeden Tag drei Dinge, die Sie gut gemacht haben. Diese Technik kommt aus der Positiven Psychologie und führt zu einem gesteigerten Wohlbefinden. Voraussetzung: Sie füllen Ihr Erfolgstagebuch über einen längeren Zeitraum hinweg aus. Ich empfehle meinen KlientInnen, es mindestens für zwei Monate zu probieren, um eine Veränderung in der Wahrnehmung »vom Problem zum Erfolg« zu bemerken.

Strategie 5:
Hofieren Sie Ihre gute Laune. Neben den schlechten Tagen haben wir alle doch auch ganz viele positive Stunden. Anstatt, wie die breite Masse, bei Problemen oder negativen Stimmungen aus jeder Mücke einen Elefanten zu machen, versuchen Sie doch mal, diese Taktik auf Ihre guten Tage anzuwenden. Feiern Sie Ihre gute Laune, erzählen Sie anderen Menschen, wie gut es Ihnen heute geht. Sie werden verwundert sein über das Feedback, da wir unserem Um-

feld normalerweise vor allem über das berichten, was nicht gut läuft. Was ich sagen will: Machen Sie gute Stimmungen größer und schlechte Stimmungen kleiner, indem Sie Ihre Aufmerksamkeit entsprechend verteilen. Ein weiterer Pluspunkt dieser Taktik ist, dass Sie noch lange von Ihren guten Emotionen zehren können, auch wenn es Ihnen gerade nicht so gut geht.

Strategie 6:
Gehen Sie ins Kino. Auch wenn Sie vielleicht gerade im Büro sitzen, reservieren Sie einfach eine Karte für den Abend und freuen Sie sich den ganzen Tag auf einen schönen Ausklang des Tages. Warum Kino? Oft hilft es, in eine andere Welt abzutauchen. Wichtig ist, dass Sie gerade nicht die Komödie wählen, sondern eher ein Drama. Wenn wir sehen, wie schlecht es anderen Menschen geht und wie sehr diese zu kämpfen haben, werden wir von unseren eigenen, oft minimalen Problemen abgelenkt. Ein gutes Buch kann übrigens auch helfen, aber versuchen Sie, dieses außerhalb Ihrer eigenen vier Wände zu lesen, damit Sie eine neue Perspektive erhalten.

Strategie 7:
Stürzen Sie sich in Arbeit. Dies kann, muss aber nicht Ihr jeweiliger Job sein. Wichtig ist nur, dass Sie einer Tätigkeit nachgehen, sodass nicht mehr alles um Ihre negativen Gedanken kreisen kann. Es muss daher eine Aufgabe sein, bei

der Sie sich zwar konzentrieren müssen, die Sie aber nicht überfordert. Sie können die Zeit auch nutzen, um an Ihren Bewerbungsunterlagen oder Ihrer Karriereplanung zu arbeiten. Wichtig ist nur: Tun Sie etwas!

Strategie 8:
Sprich oder schweig. Welche Taktik für Sie besser funktioniert, wissen nur Sie allein, aber beobachten Sie sich: Hilft es Ihnen, sich mit der Freundin zu unterhalten, oder zieht es Ihre Stimmung noch weiter hinunter? Menschen sind verschieden, was bei dem einen funktioniert, ist für den nächsten eine Katastrophe. Ich persönlich bin eher der »Rede-Typ«. Ein gute Methode, die Sie mit Ihrer besten Freundin einführen können, funktioniert wie folgt: Eine bestimmte Zeit lang, z. B. zehn Minuten, darf eine von Ihnen sich über alles beschweren, was in ihrem Leben nicht gut läuft. Meine beste Freundin und ich nennen dies die »Jawi-Session« (Kombination aus Jammern und Wimmern). Danach muss die Zuhörerin das Ganze jedoch ins Extreme ziehen. Hat meine Freundin beispielsweise Streit mit ihrer Kollegin und meint, niemand im Büro würde sie mögen, dann sage ich: »Ja, niemand auf dieser ganzen, ganzen Welt mag dich auch nur ein kleines bisschen.« Der Trick besteht darin, wirklich alles ins totale Extrem zu ziehen, damit einem die Absurdität der eigenen Aussage klar wird. Wir beenden das Ganze auf jeden Fall immer mit lachenden Gesichtern und stellen fest, dass es uns eigentlich doch sehr gut geht.

Wenn Sie die oben genannten Strategien anwenden und ausprobieren, werden Sie weniger auf das Essen als Kompensation zurückgreifen müssen – und das ist Ziel dieses Buches. Denn Essen zu benutzen, um etwas nicht zu fühlen,
oder zu essen, um Gefühle aushalten zu können, macht alles
nur schlimmer und verändert Ihre Situation mit Sicherheit
nicht – im Gegenteil, das Essen fungiert dann noch als Ver-
stärker. Blättern Sie zurück zum Anfang dieses Kapitels und
lesen Sie noch einmal den Teil der Lebensbereich-Balance.
Finden Sie heraus, wo Ihr Problem sitzt, welcher Bereich
warum Ihre jeweiligen Gefühle ausgelöst hat, und arbeiten
Sie aktiv an Lösungen!

Dos and Don'ts

Dos

Wenn Sie sich akut in einer negativen Stimmung befinden,
gehen Sie wie folgt vor:

- Beobachtung und Akzeptanz: »Okay, ich bin traurig, und
  das ist eben so. Es wäre zwar schön, wenn sich dies bald
  ändert, aber im Moment bin ich nun mal traurig.«
- Auswahl aus den oben beschriebenen Strategien 1–8.
- Notieren Sie, was Ihnen geholfen hat, und intensivieren
  Sie dies, falls die schlechte Laune Sie einmal wieder über-
  fallen sollte.

Don'ts

Was Sie nicht tun sollten, wenn Sie das Gefühl haben, essen zu müssen, um Ihre Gefühle auszuhalten oder nicht zu spüren:

- Alleine sein,
- in negative Selbstgespräche verfallen,
- Lebensmittel einkaufen gehen.

Sollte tägliches Wiegen vermieden werden?

Diese Frage lässt sich nicht so ohne Weiteres beantworten. Fakt ist, Sie müssen einmal mehr selbst entscheiden, was für Sie das Richtige ist. Studien, z. B. eine der Drexel University, zeigen auf der einen Seite, dass diejenigen, die sich nach dem Verlust mehrerer Kilo regelmäßig wiegen, weniger an Gewicht zulegen, als diejenigen, die seltener auf die Waage steigen.[8] Dies würde zunächst für ein tägliches Wiegen sprechen. Auf der anderen Seite dürfen wir die Emotionen nicht vergessen, die dabei eine Rolle spielen. Wie geht es Ihnen, wenn Sie auf die Waage steigen und feststellen, dass Sie ein Kilo zugenommen haben? Was sagen Sie zu sich selbst? Vielleicht: »Jetzt ist eh alles zu spät, also kann ich heute auch einfach essen, worauf ich Lust habe.« Verstehen Sie, was ich meine? Wenn eine minimale Gewichtszunahme Sie demotiviert, wiegen Sie sich bitte, bitte nicht täglich! Versuchen Sie stattdessen lieber, anhand Ihrer Kleidung abzulesen, ob Sie noch »okay« sind oder etwas aufpassen müssen.

Ich kann meine KlientInnen in zwei Gruppen einteilen: Für die einen ist ein steigendes Gewicht auf der Waage das »Go-Signal«, um sich zu überessen, da sie es ja wieder einmal nicht geschafft haben, die Diät also wohl nicht funktioniert hat. Es ist eine Art Absolution für ein hemmungsloses »Sich-gehen-Lassen«. Für die zweite Gruppe ist das steigende Gewicht dagegen ein »Stopp-Signal«, das sie motiviert, auf dem richtigen Weg zu bleiben und ihrer Nahrungsaufnahme in den nächsten Tagen mehr Beachtung zu schenken. Jetzt raten Sie mal, zu welcher Gruppe die meisten gehören? Genau, die überwiegende Mehrheit fällt in die erste Kategorie, sie wird durch tägliches Wiegen demotiviert. Interessanterweise befinden sich jedoch vor allem Frauen in dieser Gruppe, während Männer insbesondere der »Stopp-Signal«-Gruppe zugeordnet werden können.

Weshalb teilt es sich derart auf? Vermutlich tendieren Frauen stärker dazu, sich selbst »fertigzumachen«, sei es bezogen auf ihr Gewicht oder auf andere Lebensbereiche, während viele Männer sich einfach denken: »Nun ja, dann muss ich mich eben wieder etwas am Riemen reißen.« Sie hinterfragen sich nicht gleich als Person. Überlegen Sie selbst, welche Einstellung zu einem größeren Selbstbewusstsein führt. Manchmal sollten wir uns von den Männern eine Scheibe abschneiden, meine Damen.

Sich für ein paar Wochen nicht zu wiegen, gibt Ihnen allerdings keineswegs den Freifahrtschein für hemmungsloses Schlemmen, liebe Leserinnen. Es bedeutet nur, dass Sie sich selbst die Chance geben sollten, zuerst Ihr Essverhalten zu verbessern und sich nicht unnötig mit einem Gang auf die Waage zu belasten, wenn Sie vermuten, dabei kein »gutes« Ergebnis zu erhalten. Dies nennt man nämlich auch selbstquälerisch! Setzen Sie sich also selbst ein Datum (z. B. »Ich wiege mich in drei Wochen wieder«), damit Sie nicht plötzlich zehn oder mehr Kilo zunehmen, ohne es »zu merken«. Hier ist ein Mittelweg gefragt: Keine Selbstkasteiung, aber auch keine Flucht vor den Tatsachen.

Bitte bedenken Sie auch, dass Sie, sobald Sie Ihr Gewicht in Angriff nehmen, mit Hochs und Tiefs rechnen müssen – auch in puncto Waage. Es kann also passieren, dass der Zeiger nicht nach links rutscht, obwohl Sie eine Woche lang alles richtig gemacht haben. Kalkulieren Sie dies unbedingt mit ein! Sehen Sie Ihre Gewichtsabnahme als Lernkurve und nicht als geradlinigen Weg. Lernen Sie dazu und seien Sie nicht so verbissen!

Tipps zum Wiegen
- Gehen Sie immer morgens vor dem Frühstück und ohne Kleidung auf die Waage, niemals abends oder nach einer Mahlzeit.
- Wiegen Sie sich immer auf derselben Waage. Vermeiden Sie Waagen in Fitnessstudios oder ähnlichen Einrichtun-

gen, da diese »merkwürdigerweise« immer mehr als die Waage zu Hause anzeigen.

- Stellen Sie sich nicht auf die Waage, wenn Sie am Abend vorher zu viel gegessen haben (Stichwort »selbstquälerisch«).

- Es ist normal, dass Ihr Gewicht um etwa zwei Kilo schwankt. Bei uns Frauen ist dies z. B. zyklusbedingt, ich habe aber auch oft beobachtet, dass manche Menschen nach einem Flug oder nach einem Gewichtstraining am Abend zuvor mehr wiegen.

- Wenn Sie eine Frau sind, stellen Sie sich weder kurz vor noch während Ihrer Periode auf die Waage (siehe oben).

- Falls Sie mehr als zwei Kilo Gewichtszunahme verzeichnen und die obigen Punkte eingehalten haben, blättern Sie jetzt zum nächsten Hauptteil »Ernährung«.

- Versuchen Sie, sich nur einmal pro Woche statt täglich zu wiegen.

- Genehmigen Sie sich selbst eine »Wiege-Pause«, wenn Sie eine schlechte Essensphase haben. Noch einmal: Versuchen Sie, zuerst das Essen bzw. Ihre Lebensbereiche in den Griff zu bekommen, statt sich mit täglichem Wiegen zu tyrannisieren.

Bitte vergessen Sie auch nicht, dass Sie irgendwann automatisch ein Gewichtsplateau erreichen werden – die Zahl auf der Waage bleibt wie angewurzelt stehen, obwohl Sie sich wirklich anstrengen. Dies ist ein völlig normaler Vorgang.

Nachdem Sie einiges an Gewicht verloren haben, besitzen Sie einfach weniger Masse, die mit Energie versorgt werden muss, was bedeutet, dass Ihr Körper weniger Kalorien verbraucht. In dieser Phase hilft es oft, neue Work-outs auszuprobieren und die Intensität zu steigern, damit der Körper erneut herausgefordert wird. Noch einmal: Ein Stillstand auf der Waage bedeutet nicht zwangsläufig, dass mit Ihrem Körper nichts passiert. Wenn Sie sich gesund und ausgewogen ernähren und Sport treiben, kann es gut möglich sein, dass Ihr Körper Fettmasse verliert, aber Muskelmasse aufbaut – ein sehr gutes Zeichen!

Warum nicht außerdem einmal einen völlig anderen Ansatz ausprobieren? Eine Maßnahme für Fortgeschrittene und Mutige: »Messen« Sie doch einfach Ihr gesamtes Wohlbefinden und konzentrieren Sie sich nicht mehr länger auf Ihr Gewicht. Testen Sie, ob Sie schneller rennen oder beim Training mehr Wiederholungen schaffen, ob Sie weniger müde sind und mehr Energie zur Verfügung haben. Warum muss sich denn immer alles um das Gewicht drehen? Genau, das muss es gar nicht – Sie entscheiden! Sie können die Waage auch einfach Waage sein lassen und diesem ewigen Damoklesschwert über Ihrem Kopf entkommen. Sollten Sie diese Übung noch zu extrem finden, versuchen Sie doch, die Waage nur für ein paar Wochen zu meiden! Willkommen, Freiheit!

Um es zusammenzufassen: Die Waage kann als Motivationsfaktor dienen, besonders in erfolgreichen Abnehmphasen. Danach empfehle ich Ihnen, sich nur zu wiegen, wenn Sie das Gefühl haben, Sie müssten Ihr Gewicht grob unter Kontrolle behalten, um nicht wieder dramatisch zuzunehmen. Jedoch ist es vielleicht auch an der Zeit, ein besseres Gefühl für den eigenen Körper zu entwickeln, unabhängig davon, wie viel Sie wiegen. Genießen Sie Ihr Leben und hören Sie auf, sich wegen ein paar Gramm die Lebensfreude zu nehmen! Wenn Sie sich einigermaßen gesund ernähren und Sport treiben, entspannen Sie sich einfach!

Was hält Sie zurück?

»Die meisten Menschen verbringen mehr Zeit und Energie damit, über ihre Probleme nachzudenken, anstatt sie zu lösen.«

Henry Ford

Mit folgendem Coaching-Tool können Sie analysieren, warum sich bisher nichts geändert hat. Eine typische Frage wäre hier: »Warum esse ich nicht gesünder und mache mehr Sport, obwohl ich doch wirklich sehr gerne abnehmen möchte?« Haben Sie sich diese Frage auch schon einmal gestellt? Es ist eine der Ausgangsfragen, der Sie nachgehen sollten, wenn Sie erfolgreich und dauerhaft abnehmen wollen, denn dabei finden Sie oftmals die wirklichen Gründe für Ihre Gewichtsprobleme.

Warum sich bisher nichts geändert hat

Um herauszufinden, warum sich bisher nichts geändert hat, müssen Sie Ihre geheimen Beweggründe finden. Welchen »Gewinn« haben Sie, wenn Sie nichts ändern? Hierbei kann Ihnen das folgende Coaching Tool helfen.

Schritt 1: Bitte füllen Sie folgende Tabelle aus. Beantworten Sie die Frage: Welchen »Gewinn« haben Sie, wenn Sie sich ungesund ernähren und keinen Sport treiben? Nehmen Sie sich etwas Zeit. Auf den ersten Blick können Sie vielleicht

---

Positive Effekte meines aktuellen Lebensstils (positive Effekte, die ich habe, weil ich mich **nicht** gesünder ernähre und **keinen** Sport treibe) sind z. B.:

- Ich habe endlich einmal einen Bereich, in dem ich nicht perfekt funktionieren muss
- Ich kann faul sein
- Ich habe mehr Zeit für mich selbst

- _____
- _____
- _____

---

keine positiven Effekte erkennen. Schauen Sie genauer hin. Was haben Sie davon, wenn Sie essen, was immer und wann immer Sie wollen? Was haben Sie davon, wenn Sie keine Zeit und Energie für Sport aufwenden müssen? Was »gewinnen« Sie?

Schritt 2: Aktiv werden:
Schauen Sie sich die Tabelle genau an. Was denken Sie? Was empfinden Sie?

Wenn Sie endlich gesünder essen und mehr Sport treiben wollen, müssen Sie sich den positiven Effekten widmen und diese in anderen Lebensbereichen ausleben und einbauen.

Schritt 3: Auflistung von Strategien, mit denen Sie Ihre positiven Effekte in andere Lebensbereiche übertragen können. Finden Sie für **jeden** Ihrer Punkte in der Spalte »positive Effekte« mindestens drei Strategien. Für den Punkt »Ich habe endlich einmal einen Bereich, in dem ich nicht perfekt funktionieren muss« fallen Ihnen beispielsweise folgende drei Strategien in anderen Lebensbereichen ein, in denen Sie sich weniger perfekt verhalten können:

Positiver Effekt von meinem aktuellen Lebenswandel	Alternative Strategien in anderen Lebensbereichen
»Ich habe endlich einmal einen Bereich, in dem ich nicht perfekt funktionieren muss.«	1. Im Beruf: Auch mal fünf gerade sein lassen – Protokolle also zukünftig nur einmal Korrektur lesen.
	2. Im Haushalt: Es muss nicht wie »geleckt« aussehen. Ich überlege, ob eine Putzhilfe eine gute Idee wäre.
	3. In der Fortbildung: Es reicht mir, für die Hausarbeit eine Zwei zu bekommen.

Schritt 4: Überprüfen Sie Ihre Fortschritte und finden Sie gegebenenfalls alle zwei Wochen neue Strategien, mit denen Sie sich immer weiter aus Ihrer Komfortzone herausbewegen.

Innere Konflikte in Angriff nehmen

Von vielen Menschen wird Essen dazu benutzt, negative Gefühle zu unterdrücken oder aushalten zu können. Gehören Sie auch dazu? Nehmen Sie Ihre Konflikte in Angriff! Wie das funktioniert? Räumen Sie sich ab und zu etwas Zeit ein (am besten einmal die Woche), um anhand Ihrer Lebensbereiche zu analysieren, was Sie stört. Machen Sie sich besonders dann Gedanken, wenn Sie beobachten konnten, dass Sie einige »schlechte Essenstage« hintereinander hatten. Sehen Sie Ihr negatives Essverhalten als Freund und nicht als Feind an. Ihr Körper und Ihr Unterbewusstsein wollen Ihnen etwas sagen, und Sie sollten dafür dankbar sein! Nahrungsmitteln können Sie nie entkommen oder sie ganz aus Ihrem Leben verbannen, wie Sie dies theoretisch mit Alkohol, Zigaretten oder Drogen tun können. Sie werden weiterhin essen müssen. Deswegen ist es umso wichtiger, die dem negativen Essverhalten zugrundeliegenden Auslöser und möglichen Probleme zu erkennen.

Für meine KlientInnen besteht der wichtigste Schritt in der Erkenntnis, dass ihr Essverhalten nur ein Symptom und nicht das eigentliche Problem darstellt. Es ist ein Vehikel, das sie benutzen, um mit anderen Dingen umzugehen, sei es Stress, Frust, Einsamkeit oder Ähnliches. Wenn Sie das Symptom behandeln wollen, müssen Sie anfangen, das dahinterliegende Thema zu eruieren und an diesem zu arbeiten, andernfalls tappen Sie immer wieder in dieselbe Falle. Nehmen wir beispielsweise einmal an, dass Sie ein Stress-Esser sind. Sie können sich mit viel Willenskraft für einige Wochen disziplinieren, um weniger zu essen, und nehmen dabei auch ab. Aber kaum kommt die nächste Stressphase, werden Sie das Essen wieder benutzen, um den Druck zu kompensieren – und genau hier liegt das Problem: Mit einer herkömmlichen Diät lernen Sie nicht, welche Strategien es gibt, um diese Falle zu umgehen, damit bearbeiten Sie nur das Symptom! Manchen Menschen hilft es, an dieser Stelle professionelle Unterstützung in Anspruch zu nehmen, da man oft den Wald vor lauter Bäumen nicht sieht und es sich zudem um eine Thematik handelt, die Konfrontation (mit sich und anderen) beinhalten könnte. Coaching kann genau hier ansetzen, da es eine zeitlich begrenzte und lösungsorientierte Methode ist. Suchen Sie sich jedoch einen Coach, der auf das Thema Abnehmen spezialisiert ist.

Innere Konflikte könnten Ihr Auslöser für ungesundes Essverhalten sein? Schauen Sie sich folgende Punkte an, die Ihnen in solchen Situation helfen können.

Akzeptanz

Werden Sie sich darüber bewusst, dass Sie Ihre Emotionen weder verdrängen noch gegen sie ankämpfen müssen. Versuchen Sie stattdessen, mit Ihren Gefühlen zu »fließen«: Das bedeutet nicht, dass Sie sich durch Ihre Emotionen von den wesentlichen Dingen im Leben ablenken lassen, sich also völlig von ihnen absorbieren lassen. Es heißt nur, dass Sie Ihre Energie nicht darauf verwenden, vor etwas davonzulaufen. Sehen Sie Ihre Emotionen als Freund. Sie müssen ihnen zuhören. Akzeptieren Sie, wie Sie sich genau jetzt, in diesem Moment fühlen. Es ist völlig in Ordnung, traurig, verärgert, frustriert oder ängstlich zu sein. Sie müssen diese negativen Gefühle nicht verbannen, sie gehören zu Ihnen, und sie wollen Ihnen etwas sagen!

Setzen Sie sich mit folgenden Fragen auseinander:

- Warum könnte ich mich gerade so fühlen?
- Was ist vorher passiert? Habe ich mich selbst nicht ernst genommen, meine Grenzen nicht deutlich gemacht, mich nicht für mich selbst eingesetzt?
- Mit wem hatte ich vorher zu tun?

Als Konsequenz können Sie z. B. daran arbeiten, sich selbst ernst zu nehmen, Ihre Grenzen aufzuzeigen, bestimmte Personen zu meiden oder diesen zu sagen, dass deren Verhalten Sie verletzt. Je nachdem, was für Sie in solchen Situationen eine Rolle spielt, sollten Sie jene Veränderungen vornehmen, die Sie selbst beeinflussen können.

Achtung: Wenn Sie sich jedoch über einen längeren Zeitraum traurig und depressiv fühlen, suchen Sie Ihren Hausarzt auf!

Muster finden

Notieren Sie für sich selbst jede Situation, in der Sie essen, um ein Gefühl zu unterdrücken oder zu kompensieren. Haben Sie es kommen sehen (z. B. »immer wenn ich mit Person XY zusammen war/nach jedem Businessmeeting«). Essen Sie übermäßig bzw. greifen Sie besonders vor oder nach bestimmten Situationen nach Fast Food, Süßigkeiten & Co., z. B. nach dem Zusammensein mit bestimmten Menschen? Oder findet es statt, wenn Sie einmal wieder nicht auf Ihre eigenen Bedürfnisse Rücksicht genommen haben? In meiner Coaching-Praxis habe ich oft festgestellt, dass ein schlechtes Essverhalten ein Spiegel dafür ist, dass man die Bedürfnisse anderer Menschen ständig vor die eigenen stellt, nur nach dem Wohlbefinden anderer schaut und sich selbst nicht ganz oben auf seine Liste setzt.

Setzen Sie sich mit folgenden Fragen auseinander:

* Welche Muster kann ich erkennen?
* Gibt es typische Situationen oder Momente?
* Wie gehe ich in diesen Situationen mit mir selbst um?

Offen sein, neue Wege zu gehen

Versuchen Sie, neue Dinge auszuprobieren, testen Sie unbekanntes Terrain! Sie haben im vorigen Schritt herausgefunden, was Ihre Auslöser dafür sind, zu viel oder zu ungesund zu essen, z. B. immer Ja zu sagen, obwohl Sie eigentlich nicht noch mehr Projekte stemmen wollten, oder sich den Tag zu vollzupacken und keine Zeit mehr für sich zu haben. Nun kommt der schwierige Teil: Genau diese Dinge müssen Sie ändern, wenn Sie langfristig zu einem besseren Essverhalten finden und einige Kilo verlieren möchten. Ich weiß, das ist alles einfacher gesagt als getan, da Sie genau dieses Verhalten oft jahrelang praktiziert haben. An diesem Punkt müssen Sie sich jedoch über eines klar werden: Keine Wunder-Diät und kein Wunder-Trainer kann Sie da herausholen! Sie müssen sich selbst »retten« – und Sie können für niemanden da sein, wenn Sie sich selbst, Ihre Gesundheit und Ihr Wohlbefinden nicht an die erste Stelle setzen.

Setzen Sie sich mit folgenden Fragen auseinander:

- Bin ich bereit für Veränderungen?
- Kann ich die Verantwortung für mein eigenes Wohlbefinden übernehmen?

Einfache Muster durchbrechen

Prüfen Sie die folgenden Punkte daraufhin, ob Sie Ihr Verhalten in der jeweiligen Situation ändern können:

Müdigkeit: Genehmigen Sie sich rechtzeitig eine Pause. Gehen Sie an die frische Luft oder öffnen Sie Ihr Bürofenster und nehmen Sie ein paar tiefe Atemzüge. Bewegen Sie sich. Wenn Sie können, machen Sie in Ihrer Mittagspause Sport oder gehen Sie kurz spazieren. In Australien, einem der Länder, in denen ich eine Coaching-Praxis leite, gehen viele in der Mittagspause für 30 Minuten ins Fitnessstudio oder joggen im Park. Eine Alternative: Kochen Sie sich eine Tasse Tee. Trinken Sie viel Wasser.

Langeweile: Ablenkung hilft hier oft. Blättern Sie in einer Zeitschrift, haben Sie immer ein Buch dabei, in dem Sie ein paar Zeilen lesen können, oder ein »Ziel-Tagebuch«, in das Sie Ihre Lebenspläne eintragen können. Arbeiten Sie hart oder suchen Sie sich eine neue Stelle. Konzentrieren Sie sich auf die Tätigkeit, die Sie gerade ausführen. Rufen Sie jemanden an. Gehen Sie aus, machen Sie Pläne für den Feierabend und das Wochenende.

Einsamkeit: Auch wenn Sie keinen Partner/keine Partnerin haben, müssen Sie sich nicht von Einsamkeit überwältigen lassen. Treffen Sie Ihre Freunde, werden Sie Mitglied eines Clubs, seien Sie offen für Neues. Nutzen Sie die Zeit des Single-Daseins, um sich um Ihr eigenes Leben zu kümmern. Starten Sie in Ihrer Karriere durch. Bauen Sie sich einen verlässlichen Freundeskreis auf. Steigern Sie Ihre körperliche Fitness. Lernen Sie eine neue Sprache. Reisen Sie. Machen Sie das Beste aus jeder Lebensphase. Denn der neue Partner/ die neue Partnerin wird kommen, und dann werden Sie sich ärgern, wertvolle Lebenszeit damit verbracht zu haben, sich selbst zu bedauern, anstatt sich Ihr Single-Leben so schön wie möglich zu gestalten. Zudem wirken Sie auf andere interessanter, wenn Sie sich interessiert zeigen und aktiv sind!

Der Wunsch nach Veränderung: Schreiben Sie alles auf, was Sie ändern möchten. Dann teilen Sie jeden Wunsch in kleinere Aufgaben auf. Starten Sie mit einem der Punkte sofort!

Ärger und Streit: Falls Sie mit jemandem in Streit geraten sind: Entweder finden Sie eine Lösung, oder Sie lassen los – Sie haben nur diese zwei Möglichkeiten! Versuchen Sie Streitereien so schnell wie möglich zu lösen. Sie haben weder Zeit noch Energie für unnötiges Grübeln oder Ärger! Lernen Sie, für sich selbst einzustehen, und sagen Sie, was Sie stört. Wenn eine Lösung nicht möglich sein sollte, lernen Sie loszulassen. Ändern Sie, was Sie ändern können, und hören Sie dann auf, Ihre Zeit mit etwas zu verbringen, das sich nicht ändern lässt. Konzentrieren Sie sich auf andere Dinge, die Sie beeinflussen können. Akzeptieren Sie, dass Sie selbst und Ihr Leben nicht perfekt sind. Lernen Sie aus Ihren Fehlern, anstatt ewig der Vergangenheit nachzuhängen.

Traurigkeit: Hier gilt das Gleiche wie für jede andere Art von Emotion, vermutlich können Sie meine Empfehlung schon erraten: Akzeptieren Sie die Traurigkeit. Es ist in Ordnung, traurig zu sein. Fragen Sie sich gleichzeitig, was Sie sich selbst Gutes tun können, mit welchen Menschen Sie sich umgeben möchten. Versuchen Sie dabei nur, eines zu vermeiden: Ihre Traurigkeit mit Essen abzudämpfen, denn dies wird Ihre Stimmung nicht verbessern, sondern die Traurigkeit eher verstärken.

Sich über sich selbst ärgern: Seien Sie mit sich selbst so nachsichtig wie mit der besten Freundin. Sehen Sie Fehler als Chance auf eine Verbesserung und nicht als Problem. Jeder erfolgreiche Mensch hat in seinem Leben mehrere große Fehler gemacht **und** daraus gelernt. Seien Sie geduldiger mit sich selbst, großzügiger und so nett, wie Sie nur können.

Setzen Sie sich mit folgenden Fragen auseinander und lernen Sie daraus, was Sie für sich tun können:

- Bin ich müde?
- Ist mir langweilig? Woher kommt meine Langeweile? Muss ich etwas Grundlegendes in meinem Leben ändern?
- Wie kann ich neue Menschen kennenlernen?
- Welche Freundschaften will ich pflegen? Mit wem will ich Aktivitäten planen?
- Wie kann ich mein Leben erfüllt gestalten – mit oder ohne Partner?
- Was wollte ich schon immer einmal tun, lernen, erreichen, sehen?
- In welchen Lebensbereichen brauche ich eine Veränderung?
- Was möchte ich in Zukunft anders machen?
- Welche Ziele will ich erreichen? Wie kann es mir gelingen, was muss ich dafür tun?

- Trage ich gerade einen Konflikt mit jemandem aus? Wie kann ich diesen Streit beilegen?
- Welche Dinge, Träume oder Menschen muss ich loslassen?
- Was kann ich nicht ändern? Was kann ich ändern?
- Aus welchen Fehlern möchte ich lernen? Was will ich anders machen?
- Warum bin ich traurig? Kann ich die Situation ändern?
- Ist es möglich, die Traurigkeit zu akzeptieren? Was kann ich mir Gutes tun? Mit wem möchte ich jetzt Zeit verbringen?
- Was kann ich mir nur schwer verzeihen?
- Was kann ich in Zukunft besser machen? Was habe ich gelernt?
- Wie würde ich meine beste Freundin behandeln? Was würde ich ihr sagen?

Größere Probleme bewältigen

Nehmen wir an, dass Ihr Problem nicht von den vorangegangenen Punkten erfasst wird. Auch dann sollten Sie folgende Schritte in Angriff nehmen: Beschreiben Sie kurz das Problem (schriftlich oder mündlich). Erlauben Sie sich nicht, Ihr Problem en détail zu analysieren, sondern gehen Sie sofort in einen Lösungsmodus über (ziehen Sie zur Not einen Außenstehenden zurate). Schreiben Sie mindestens zehn Optionen auf, seien Sie dabei kreativ und gehen Sie die Optionen erst im zweiten Schritt in Bezug auf ihre Umsetzbarkeit durch. Falls Sie keinerlei Einfluss auf das Problem haben, Ihnen die Hände also gebunden sind, können Sie immer noch Ihre Einstellung ändern!

Ändern Sie Ihre Reaktion: Um mit dem Problem umzugehen, suchen Sie sich Alternativen zum Essen. Finden Sie mindestens zehn weitere mögliche Reaktionen und probieren Sie eine nach der anderen aus, **bevor** Sie, wie sonst üblich, zum Essen greifen.

Holen Sie sich Hilfe. Sprechen Sie entweder mit Freunden oder nehmen Sie professionelle Unterstützung in Anspruch. Bei einem tiefgreifenden oder komplexen Problem sollten Sie überlegen, einen Therapeuten aufzusuchen oder sich einen Coach zu nehmen. Schauen Sie sich die folgenden Fragen an und versuchen Sie erste Lösungen zu finden.

- Welches Problem oder welche Themen führen bei mir zum Überessen?
- Wie kann ich das Problem lösen? Welche zehn Optionen habe ich? Wenn nicht ich, sondern meine beste Freundin dieses Problem hätte, was würde ich ihr raten?
- Wie kann ich besser mit meinem Problem umgehen? Was wäre eine gesündere Reaktion auf mein Problem?
- Was kann ich statt des Essens tun, um mit dem Problem fertig zu werden, es auszuhalten?

Pausen machen

Legen Sie Pausen ein, bevor Sie sie dringend benötigen, da es dann oft schon zu spät ist und Ihre Akkus bereits leergefahren sind.

Genehmigen Sie sich ab und zu eine »Zeit-für-mich«-Woche, in der es nur um Sie geht. Das bedeutet nicht, dass Sie dafür in den Urlaub fahren müssen (obwohl Sie das auch tun sollten, wenn es möglich ist), sondern dass Sie für eine gesamte Woche nur das tun, was Sie wollen. Wenn Sie Kinder haben, sprechen Sie sich mit Ihrem Partner, Ihren Eltern oder Freunden ab, ob diese einige Einsätze von Ihnen übernehmen können, oder engagieren Sie einen Babysitter. Wenn Sie arbeiten gehen müssen, unternehmen Sie in den Pausen oder am Feierabend nur das, was Sie wollen. Gönnen Sie sich abends beispielsweise eine Massage, am nächsten Tag einen Frauenabend usw. Wenn Sie das Gefühl haben, schon um acht Uhr abends ins Bett gehen zu müssen, dann tun Sie dies. Geben Sie Ihre Pflichten im Haushalt ab oder verschieben Sie sie um eine Woche. Sie und Ihre Familie werden es überleben, und Sie haben endlich Zeit, sich zu erholen und sich um sich selbst zu kümmern. Nutzen Sie diese Woche jedoch, um über Ihre kurzfristigen und langfristigen Ziele zu reflektieren und neue Pläne zu schmieden.

Stellen Sie sicher, dass Sie neben dieser Intensivwoche noch genügend andere Pausen einplanen:

- Fahren Sie mindestens zwei Mal im Jahr in den Urlaub und/oder machen Sie Urlaub auf Balkonien!

- Nach 90 Minuten Arbeit sollte im Idealfall eine Minipause von etwa zehn Minuten folgen. Stehen Sie auf, lüften Sie, trinken Sie etwas, reden Sie kurz mit Kollegen. Sie werden feststellen, dass Sie danach wieder sehr viel effektiver arbeiten können.

- Nehmen Sie sich eine Pause von Menschen und sozialen Kontakten. So gut uns der Austausch mit anderen tut und so sehr wir ihn brauchen, viele von uns vergessen heutzutage, dass es auch Momente des Alleinseins geben muss, um zu sich selbst zu finden.

- Warum nicht eine Pause von Ihrer Karriere nehmen? Ist der berufliche Weg noch das, was Sie wollen? Wo sehen Sie sich in zwei Jahren? Möchten Sie noch etwas Neues lernen? Machen Sie nicht den Fehler, so sehr in Ihrem Alltag gefangen zu sein, dass Sie sich keine Pause für Reflektion und Zielabgleich nehmen können! Bleiben Sie neugierig und gestalten Sie Ihr Leben aktiv – Sie haben nur eins!

- Nehmen Sie sich eine Pause vom »müssen« und »sollen« dieser Welt. Fragen Sie sich stattdessen einen ganzen Tag lang nur: Was will ich? Was wünsche ich mir?

- Machen Sie eine Pause von Ihrem gesunden Essverhalten. Ja, das meine ich ernst, und es geht in diesem Buch immer noch ums Abnehmen. Aber: Wenn Sie sich dauerhaft und mit Freude gesund ernähren wollen, wäre es gut, wenn Sie sich auch einmal eine Auszeit gönnen. Stellen Sie jedoch sicher, dass es bei einer Pause bleibt und nicht zu Ihrem alltäglichen Essverhalten wird. Viele machen den Fehler, sich zu hundert Prozent »gesund« zu ernähren, und nach einiger Zeit wird es langweilig, und man verfällt wieder vollständig in ein »ungesundes« Essverhalten. Finden Sie auch hier die Balance zwischen den Extremen! Stellen Sie jedoch sicher, dass Sie so oft wie möglich auf Ihren Körper hören. Anstatt sich vorzunehmen, sich jeden Sonntag etwas zu gönnen, geben Sie Ihrem Körper die Nussschnecke am Montag und essen Sie am Sonntag gesund, wenn Ihnen eher danach ist. Was ist, wenn Sie jeden Tag Schokocroissant & Co. essen könnten? Dann tun Sie auch dies für eine Zeit, aber essen Sie jeden Tag nur eine kleine Portion, z. B. ein halbes Croissant. Wenn Ihr Körper weiß, dass er alles bekommt, wenn er es wirklich will, reduzieren sich Gelüste oft von selbst. Versuchen Sie dabei aber auch, zwischen wirklichen Gelüsten und der Unterdrückung oder Kompensation von Stress und bestimmten Emotionen zu unterscheiden. Wenn Letzteres der Fall ist, lesen Sie bitte noch einmal die vorherigen Kapitel und versuchen Sie, den Grund für Ihr Essverhalten zu finden. Ein weiterer guter Grund, auch einmal etwas lockerzulassen: Wenn Sie Ihrem Körper nicht immer genau die gleiche Kalorienzahl zuführen, bleibt Ihr Stoffwechsel aktiv und muss sich immer wieder an Neues gewöhnen – eine gute Sache!

Was andere so meinen ...

Viele meiner KlientInnen zerbrechen sich den Kopf darüber, was andere Menschen über sie denken – speziell, wenn es um das Thema Gewicht geht. »Was wird Emma bloß denken, wenn sie sieht, dass ich zehn Kilo zugenommen habe?«, »Klaus wird mich nicht mehr mögen!« etc. Für manche geht es sogar so weit, dass sie sich nicht mehr ins Fitnessstudio trauen bei dem Gedanken daran, was andere über sie denken könnten. Wenn ich Ihnen jetzt sage, dass Sie sich nur um Ihre eigene Meinung kümmern sollten und dass Sie, solange Sie aktiv versuchen, etwas zu verändern, sowieso großartig sind, wird Ihnen das zunächst wahrscheinlich nicht helfen. Schauen wir uns das Ganze also etwas genauer an:

- Ihre Ängste und Befürchtungen existieren nur in **Ihren** Gedanken: Die meisten Menschen sind viel zu sehr mit sich selbst beschäftigt, um von Ihrer Gewichtszunahme beeindruckt zu sein, geschweige denn, sie zu bemerken.
- Sie müssen schon fünf bis zehn Kilo und mehr zunehmen, damit es anderen wirklich auffallen kann. Alles darunter können die meisten von uns (und vor allem Männer) nicht wirklich erkennen, besonders wenn Sie nicht täglich im Badeanzug vor anderen herumspazieren. Also wozu der ganze Stress?

- Was andere Menschen jedoch sehr viel schneller bemerken, ist, wie Sie sich selbst behandeln, ob Sie ein gesundes Selbstbewusstsein haben oder ob Sie sich gerade gerne mögen oder nicht. Seien Sie also gut zu sich selbst, achten Sie auf Ihre Ausstrahlung und Ihre Kleidung. Gehen Sie zum Friseur, schminken Sie sich.

- Nehmen wir einmal den schlimmsten Fall an: Sie haben mehr als zehn Kilo zugenommen, und es fällt anderen auf. Na und? Wie schon erwähnt, sind zwei Drittel aller Menschen übergewichtig und haben selbst mit ihrem Gewicht zu kämpfen. Was also sollten diese Personen schon über Sie denken?

- Selbst wenn andere Menschen irgendetwas Gemeines über Sie denken sollten (was ich mit aller Vehemenz bestreiten möchte), selbst dann haben diese Personen ein Problem und nicht Sie. Sie selbst machen es nur zu Ihrem eigenen, weil Sie Ihr Leben nach der Meinung anderer Menschen ausrichten. Falls Sie diesen Weg einschlagen – viel Spaß dabei! Glück und Zufriedenheit können Sie sich dann auf jeden Fall abschminken, denn Sie sind so nichts weiter als ein Fähnlein im Wind, das von den Aussagen anderer abhängig ist.

Stellen Sie sich Ihr Selbstbewusstsein wie einen Kuchen vor. Sie selbst tragen zu allen Bestandteilen des Kuchens bei: Ist er trocken, geben Sie nicht gut auf sich acht, ist er saftig, machen Sie alles richtig. Die Meinung anderer kann höchstens den Tortenguss ausmachen. Selbstverständlich ist ein guter Guss eine Köstlichkeit, aber einen an sich trockenen Kuchen kann er auf gar keinen Fall retten.

Natürlich gebe ich Ihnen recht damit, dass manche Menschen einfach komplette Idioten sind (bitte entschuldigen Sie meine Ausdrucksweise), wenn sie übergewichtige Menschen diskriminieren oder sogar Normalgewichtige, die etwas zugenommen haben, angreifen. Warum sie das tun? Wer weiß das schon. Vielleicht ist es die eigene Unsicherheit oder der Wunsch, von eigenen Problemen abzulenken? Eine meiner Klientinnen hat mir eine wirklich traurige Geschichte erzählt: Sie war in der zehnten Klasse und wog 45 Kilo, wirklich sehr wenig für ihr Alter und ihre Körpergröße. Ein halbes Jahr später hatte sie acht Kilo zugenommen, wog immer noch wenige 53 Kilo und lief einem ehemaligen Klassenkameraden über den Weg, der sie in diesem halben Jahr nicht gesehen hatte. Sein erster Kommentar war: »Mensch, bist du fett geworden!« In welcher Welt leben wir eigentlich, das muss man sich in einem solchen Fall schon fragen? Was ich mit dieser Geschichte sagen will, ist, wenn Menschen etwas Gemeines sagen wollen, dann sagen sie es, egal ob Sie 50, 60, 70, 80, 90 oder mehr Kilo wiegen. Schützen Sie sich selbst! Lassen Sie sich von solchen bösartigen Bemerkungen nicht unterkriegen.

Ich stimme Ihnen zu, dass unterschwellige Attacken und Bemerkungen kein bisschen besser sind als die offensichtlichen Aussagen wie: »Bist du sicher, dass du ein zweites Stück

Kuchen möchtest?«, »Also ich an deiner Stelle würde den Rock nicht tragen, aber du warst ja schon immer mutiger als ich«, »Hm, Weiß steht dir schon, aber in Schwarz siehst du schlanker aus!« Solche oder ähnliche Kommentare geben einem »den Rest«. Aber wie schon erwähnt, oft haben diese Menschen selbst ein riesengroßes Problem mit ihrem Gewicht oder dem eigenen Selbstbewusstsein, oder sie sind einfach nur unverschämt. In diesem Fall sollten Sie für sich selbst einstehen und dies auch verbal ausdrücken: »Mit dieser Bemerkung kränkst du mich«, »Ich würde es bevorzugen, wenn du dir jegliche Aussagen über mein Gewicht verkneifen würdest.« Wenn Menschen Sie nicht so nehmen, wie Sie sind, egal ob zehn Kilo zu viel oder zu wenig, dann sollten Sie sowieso gut überlegen, ob Sie in diese Beziehung oder diesen Kontakt noch investieren möchten.

Nur weil Sie etwas an Gewicht zugelegt oder Ihre Traummaße einfach noch nicht erreicht haben, sind Sie kein Versager, und es bedeutet schon gar nicht, dass Sie bestimmte Dinge nicht mehr tun können oder sich nicht mehr erlauben dürfen. Praktizieren Sie stattdessen doch einmal genau das Gegenteil! So kann Ihr Unterbewusstsein begreifen, dass Sie okay sind, egal welche Zahl die Waage gerade anzeigt. Dies führt zu weniger Druck, was Ihnen wiederum beim Abnehmen helfen wird, vorausgesetzt, Sie verfallen anschließend nicht in den »Dann kann ich mich ja auch total gehenlassen«-Modus. Gehen Sie nun geradeaus, begreifen Sie, dass Sie eine gute Zeit haben können, unabhängig davon, wie viel

Sie wiegen. Ja, Sie können trotzdem den Wunsch verspüren, Ihr Gewicht zu ändern, und sollten auch darauf hinarbeiten. Aber wer sagt denn, dass Sie sich bis dahin selbst bestrafen müssen und das Leben furchtbar sein muss? Haben Sie Spaß, verhalten Sie sich so, als ob Sie Ihr Zielgewicht schon erreicht hätten. Eine der besten Abnehmstrategien ist es, genau die Dinge zu tun, die Sie momentan auf später verschieben wollen! Gehen Sie lieber jeden Abend aus, anstatt sich zu Hause mit der Tüte Chips vor dem Fernseher zu verkriechen.

Sie sollten sich jedoch auch von der Meinung anderer unabhängig machen, wenn es um das Thema »iss doch« geht, es andere also wieder einmal zu gut mit Ihnen meinen und Sie zum Essen bewegen wollen, obwohl Ihnen gerade nicht danach ist (oder Sie einfach keinen Nachschlag haben möchten). Sie befürchten, dass dann jemand sauer auf Sie sein könnte? Dann lassen Sie diese Person bitte sauer sein. Sie müssen sich selbst und Ihr Wohlbefinden an die erste Stelle setzen. Punkt. Seien Sie höflich, zeigen Sie Ihre Wertschätzung, besonders wenn die andere Person Ihnen ein Essen zubereitet hat, aber halten Sie Ihre Linie und essen Sie nicht, um anderen einen Gefallen zu tun. Sie können niemanden glücklich machen, solange Sie sich selbst nicht glücklich machen. Ganz nebenbei: Haben Sie schlanke Menschen schon einmal beobachtet? Diese sind meist sehr im Einklang mit ihren eigenen Bedürfnissen und würden nie auf die Idee kommen, mehr zu essen, nur weil jemand sie darum bittet.

Konzentration auf das Positive

Sie haben nun schon einige Übungen in diesem Buch absolviert und neue Informationen aufgesaugt. Klopfen Sie sich selbst auf die Schulter, dass Sie das Thema Essen angehen. Dies ist doch schon ein Riesenerfolg! Sie überessen sich seltener? Sie greifen öfter zu gesunden Lebensmitteln? Sie kommen aus einer negativen Essspirale schneller heraus? Wunderbar! Seien Sie stolz auf sich! Ich wette, Sie denken beim Lesen dieser Zeilen: »Na ja, aber sehr oft klappt es auch noch nicht so gut. Und gerade gestern war ich auf einem Fast-Food-Trip. Außerdem bin ich immer noch nicht schlank. Und überhaupt.« Stopp! Sehen Sie das Glas halbvoll und nicht halbleer – es ist immer noch dasselbe Glas, aber Ihnen wird es dabei viel besser gehen!

Oder um es anders auszudrücken: *»Menschen sind nicht beunruhigt durch Dinge, die ihnen widerfahren, sondern von ihrem eigenen Blickwinkel auf diese Dinge.«* (Epiktet)

Sie können den Rest Ihres Lebens damit verbringen, sich über Ihren unvollkommenen Körper und Ihr Gewicht aufzuregen. Sie können sich auch täglich mit der schlanken Kollegin vergleichen. Oder Sie können Ihren Blickwinkel ändern und jetzt sofort das Beste aus Ihrem Leben machen, mit dem, was Ihnen zur Verfügung steht. Denken Sie von sich so gut wie möglich und behandeln Sie sich selbst so gut, wie Sie können!

Konzentrieren Sie sich zudem auf Ihre kurzfristigen Ziele, sodass Sie sich nicht überfordern. Überlegen Sie, was Sie heute tun können, um sich gut zu ernähren und gesund zu fühlen!

Mittlerweile dürfte bekannt sein, dass eine dauerhafte Gewichtsabnahme ein Marathon und kein Sprint ist. Egal, was Ihnen die Diätindustrie mit einem neuen Pulver oder Tabletten suggerieren mag: Sie müssen das Ganze langfristig angehen. Viele sehen eine Gewichtsreduktion jedoch immer noch als ein Zwei- oder Vier-Wochen-Event. Auf jeden Fall ist es irgendwann vorbei ... Von dem Moment an, in dem das Programm startet, ist jeder Tag eine Qual und wird runtergezählt. Nehmen Sie meine Klientin Serena als Beispiel. Ich kann mit Gewissheit sagen, dass sie alle mir bekannten Diäten ausprobiert hat. Wirklich alle. Sie kam zu mir in die erste Sitzung, hörte sich meinen Ansatz an und sagte nach einer Stunde: »Das hört sich alles super an, das mache ich. Aber jetzt verraten Sie mir doch endlich, welche Diät ich machen soll!«

Es bedarf zunächst einer großen inneren Überzeugung, sich von der Diätidee zu verabschieden, denn viele glauben immer noch, dass sie ihren Traumkörper bekommen werden, wenn sie nur das Symptom (das Essen) bekämpfen. Eine Gewichtsreduktion kann nicht auf einige Wochen beschränkt bleiben, und man muss über den Tellerrand hinausschauen und verstehen, was hinter dem jeweiligen Essverhalten liegt. Die andere Möglichkeit besteht darin, das Leben einer der

Berühmtheiten aus den Klatschzeitschriften zu führen und sein Leben rund um eine Diät und das Sportprogramm zu planen, aber vergessen Sie dabei nicht, genügend Personal einzustellen, das Sie jede Minute des Tages beim Erreichen Ihrer Ziele unterstützt!

Warum also das gesündere Essverhalten, etwas Bewegung und eine Steigerung des Wohlbefindens nicht zu einer angenehmen Angelegenheit machen? Sehen Sie das Ganze einmal so: Es ist doch etwas Wundervolles, dass Sie Ihre Gesundheit, Ihr Leben und Ihren Körper verbessern wollen und dass Sie zufriedener werden möchten. Lernen Sie, gesundes Essen zu lieben, schmecken Sie, genießen Sie und hören Sie auf die Zeichen Ihres Körpers. Verbringen Sie Zeit damit, leckere und nahrhafte Gerichte zuzubereiten, oder gehen Sie zum Essen in ein schönes Restaurant. Essen Sie dabei nicht, als ob jeder Tag der letzte wäre, sondern genießen Sie normalgroße Portionen, bis Sie sich leicht gesättigt fühlen. Das ist aller Wahrscheinlichkeit nach eher nach drei Stücken Pizza als nach einer Familienpizza der Fall. Lernen Sie, Bewegung wieder zu genießen und spüren Sie, wie gut Sie sich nach einer halben Stunde Sport, einer Runde Joggen fühlen oder erleben Sie, wie viel Spaß ein Work-out in der Gruppe bringen kann. Nehmen Sie wahr, wie Sie Ihre Energiereserven auftanken und sich fit fühlen. Lernen Sie, Ihr Leben, Ihren Körper und Ihr Wohlbefinden in die eigene Hand zu nehmen und gut für sich selbst zu sorgen.

Nehmen Sie auch Rückschläge in Kauf. Kalkulieren Sie

diese von vornherein mit ein. Es gibt keinen geradlinigen Weg zum Traumkörper. Machen Sie Fehler und lernen Sie

---

Werden Sie selbst aktiv!

- Verbessern Sie Ihre Herangehensweise, anstatt auf Ihren Fehlschlägen herumzuhacken. Es gibt nur Chancen, keine Fehler!

- Notieren Sie in der ersten Spalte der Tabelle auf Seite 100 die Situationen, die Sie normalerweise zum Überessen animieren. (Tipp: Beobachten Sie sich für einige Wochen, um Ihre Auslöser zu identifizieren.)

- Benoten Sie sich jede Woche mit einer Zahl zwischen eins und zehn (zehn ist das Optimum), je nachdem, wie Sie mit dem jeweiligen Bereich umgegangen sind. Wenn Sie beispielsweise aktiv versucht haben, Ihren Stress und stressige Situationen zu reduzieren, geben Sie sich eine Neun. Wenn Sie einmal die Woche etwas mit Freunden unternommen haben, aber eigentlich mehr hätten machen können, um Ihre Einsamkeit zu bekämpfen, geben Sie sich eine Fünf.

- Machen Sie Verbesserungsvorschläge für die jeweiligen »Auslöser-Bereiche«, an denen Sie in der kommenden Woche arbeiten wollen.

- Wiederholen Sie diese Übung einmal pro Woche für mindestens zwei Monate.

Beispiel:

Auslöser-Bereich	Zufrieden-heit (in der jeweiligen Woche)	Verbesserungen
Zu viel Stress	9	Am Ball bleiben, aber alles war super
Einsamkeit	5	An drei Abenden etwas mit Freunden planen
Keine Zeit für Hobbys	2	Mich für den Tanzkurs anmelden
Unzufrieden-heit mit der Karriere	4	Einen Termin mit einem Karriereberater ausmachen

Ihre Auslöser:

Auslöser-Bereich	Zufrieden-heit (in der jeweiligen Woche)	Verbesserungen

daraus, was Sie das nächste Mal anders und besser machen wollen. Anstatt sich schlecht zu fühlen, können Sie etwas über die Auslöser für Ihr Essverhalten lernen. Ändern Sie die Situationen, Ihre Selbstgespräche und Ihre Umgebung entsprechend.

Abschied von falschen Vorbildern

Jetzt höre ich einige von Ihnen sagen: »Ja, aber die Schauspieler und Models schaffen es doch auch immer, supergut auszusehen und dünn zu sein, also ist es möglich, folglich kann ich es auch schaffen.« Wissen Sie, wie viele Stunden die Damen mit dem Traumkörper jeden Tag trainieren? Jessica Simpson zum Beispiel sportelte für ihre Rolle in *Dukes of Hazard* vier (!) Stunden täglich und war auf strenger, strenger Diät. Wie wir alle wissen, konnte sie diese Figur auch nicht dauerhaft halten – Personal Trainer und Chefkoch hin oder her! Sie wollen sicher auch gar nicht erst wissen, was *Desperate-Housewives*-Star Teri Hatcher isst oder dass Jessica Alba ihre Work-outs nach der Geburt ihrer Tochter so anstrengend fand, dass sie währenddessen regelmäßig heulte.

Doch nun kommt das absolut Bizarre: Wann immer man eine Schauspielerin, eine Sängerin oder eine ähnliche Berühmtheit nach ihrem Essverhalten fragt, erhält man folgende Antwort:

Star: Nein, ich bin niemals auf Diät. Ich halte nichts von Diäten. Ich passe nur ein wenig auf, was ich esse.

Interviewer: Dann beschreiben Sie mir doch einmal einen typischen Tag …

Star: Oh, okay, also ich esse prinzipiell keine Kohlenhydrate und eigentlich auch nichts Fettes. Zum Frühstück esse ich Eier, also natürlich nur das Eiweiß, und Gemüse. Zum Mittagessen Salat und zum Abendessen Huhn mit Gemüse. Aber selbstverständlich nasche ich zwischendurch Obst, wenn ich hungrig bin. Ich bin schon jemand, der sehr viel isst. Ach so, und ich trinke Wasser, niemals Alkohol. Ja, zusammengefasst sehen Sie ja, ich glaube einfach nicht an Diäten!

Interviewer: Ah, okay. (Guckt verstört aus der Wäsche.)

Liebe Herren der Schöpfung, Ihnen ergeht es leider nicht sehr viel besser: Einer der sogenannten *Sexiest men alive*, Hugh Jackman, trainiert für seinen Traumkörper jeden Tag im Fitnessstudio (zu dem er erst einmal einige Kilometer joggt) und isst wie ein Spatz auf Diät, das heißt kein Brot, keine Nudeln, keine Kartoffeln, kein Zucker, trinkt aber ganz viele leckere Proteinshakes – und zwar schon um vier Uhr morgens, wofür er extra aufsteht, damit er dann noch genügend Energie für das Work-out hat. Ich hoffe, Sie bemerken die Ironie in meinen Sätzen. Ich finde das alles etwas übertrieben, Traumkörper hin oder her.

Nein, ich sage damit nicht, dass Sie vergessen sollen, schlank zu werden. Im Gegenteil, ich verstehe, dass Sie den

Wunsch haben, sich gut und attraktiv zu fühlen. Aber um Himmels willen, vergessen Sie vor lauter Eifer das Leben nicht. Das Leben ist so viel mehr, als schlank zu sein. Tun Sie das, was Sie können, und zwar jetzt! Und für den Rest der Zeit: Lassen Sie niemals eine Diät Ihr Leben bestimmen. Überlegen Sie sich doch einmal kurz, wonach es all diesen Berühmtheiten, die ich gerade erwähnt habe, am Ende des Tages gelüstet? Ich wette, es ist eine Scheibe Weißbrot mit Butter! Aber ihr Leben ist nun mal rund um den Sport und Proteinshakes gebaut.

In der Zusammenfassung: Tun Sie sich selbst einen Gefallen und hören Sie auf, Ihren Körper mit anderen zu vergleichen – sei es mit der dünnen Schauspielerin, Ihrer Nachbarin oder der besten Freundin. Wer weiß schon, was wirklich hinter dem vermeintlichen Traumkörper steckt: Harte körperliche Arbeit, eine Essstörung oder vielleicht nur eine Glückliche, die mit einem schnellen Stoffwechsel gesegnet ist. Aber mal ganz ehrlich, es gibt Wichtigeres. Mit den ständigen Vergleichen erreichen Sie nur eines: Sie fühlen sich furchtbar. Warum sich selbst schlecht behandeln? Wir wissen ja schon, wenn Sie sich schlecht fühlen, neigen Sie noch mehr dazu, Fast Food und Süßes zu essen, um sich wieder besser zu fühlen, und die Spirale beginnt von Neuem.

Wenn Sie das Vergleichen gar nicht sein lassen können: Erlauben Sie sich nur dann, sich mit anderen zu vergleichen, wenn Sie dabei etwas Positives für sich gewinnen können! Zum Beispiel: »Eigentlich sind meine Beine ja ganz hübsch.«

Feiern Sie Ihre Vorzüge! Wählen Sie den Körperbereich aus, den Sie an sich am meisten mögen, und kaufen Sie sich etwas Schönes, das diesen noch mehr hervorhebt.

Veränderung oder Beschwerde-Stopp!

Erinnern Sie sich bitte an das letzte Gespräch, das Sie mit jemandem hatten, der sich ständig nur beschwert! Zunächst hörten Sie bereitwillig zu, man will ja höflich bleiben. Nach einer Weile wollten Sie dann doch ein paar Lösungsvorschläge machen. Sie sagten also: »Du könntest doch …« Oder: »Warum probierst du nicht …?« Aber Ihr Gegenüber fand immer wieder Ausreden und Erklärungen, warum dies oder jenes nicht möglich ist. Beispielsweise hatte ich erst neulich ein Gespräch mit einer Bekannten, die ihren Job nicht ausstehen kann, weil sie in einem Großraumbüro arbeitet und die Hälfte ihrer täglichen Aufgaben nicht mag. Sie beschwert sich seit mindestens zwei Jahren darüber, ohne etwas zu ändern.

Das Leben ist zu schade dafür! Entweder ändern Sie es, oder Sie akzeptieren es. Im letzteren Fall dürfen Sie sich dann nicht ständig selbst fertigmachen und sich wie ein Opfer fühlen. Sie haben sich nur entschieden, dass alle anderen Optionen für Sie im Moment nicht besser sind und deswegen aktiv diesen Weg gewählt. Sicherlich wäre es schön, ein perfektes Leben zu haben, aber dann wäre es auch sehr langweilig. Das bedeutet, eine Option muss niemals perfekt sein, sondern für den Moment einfach nur Positiveres als die anderen Optionen beinhalten. Stehen Sie dazu und machen Sie sich Ihr Leben schön. Arrangieren Sie sich nicht nur mit Ihrem Weg, sondern machen Sie das Beste daraus. Nehmen wir an, Sie können Ihren Job aufgrund der Finanzkrise oder ähnlicher Umstände nicht wechseln, dann gestalten Sie Ihren Schreibtisch schön, gehen Sie in der Mittagspause ins Fitnessstudio, planen Sie Ihre nächste Fortbildung und seien Sie nett zu Ihren Kollegen!

Übung: Optionen sammeln
Wenn Sie sich in einer Situation befinden, über die Sie sich ständig beschweren, versuchen Sie folgende Übung:

- Sammeln Sie mindestens fünf Optionen, wie Sie die Situation ändern können. Wichtig: Seien Sie kreativ und schalten Sie Ihren inneren Kritiker aus! Sie sollen in diesem Schritt nur Ideen sammeln, jedoch noch **nicht** bewerten. Option 1 ist dabei immer: Alles bleibt, wie es ist.
- Geben Sie jeder Option Punkte (zehn ist das Optimum), je nachdem, wie sehr Sie sich für diese Idee begeistern können. Auch hier geht es noch nicht um die Umsetzung, sondern nur um Ihre Begeisterung für die Idee.
- Schauen Sie sich die beiden Ideen mit der höchsten Punktzahl an. Welche Schritte müssten Sie unternehmen, um die Ideen umzusetzen?

Option 1: Alles bleibt, wie es ist.

_____

Option 2: _____

_____

Option 3: _____

_____

Option 4: _____

_____

Option 5: _____

_____

Wie können wir dieses Thema auf den Bereich Abnehmen anwenden? Beginnen wir mit dem Offensichtlichen: Treffen Sie eine Wahl! Entweder ändern Sie etwas an Ihrem Leben und Ihrem Gewicht, oder Sie hören auf, sich dafür fertigzumachen, und akzeptieren Ihren Status quo, weil es gerade im Moment der einzig gangbare Weg für Sie ist. Nichts zu ändern und sich zu beschweren, geht jedoch nicht! Das macht Ihr Leben nur schwer – und warum sollten Sie sich das antun? Das wäre nur selbstquälerisch. Es ist auch völlig in Ordnung, sich dafür zu entscheiden, Ihren Abnehmplan im Moment nicht umzusetzen, vielleicht weil Sie gerade einen Schicksalsschlag erlitten haben oder einfach nicht die Zeit dafür ist, Sie noch nicht bereit sind, sich Ihren Themen zu widmen oder Ihnen die Motivation fehlt. Kein Problem. Aber leben Sie Ihr Leben trotzdem. Genießen Sie es! Sie haben doch keine lebensbedrohliche Krankheit, sondern nur Ihre Traumfigur noch nicht erreicht! Sagen Sie sich, dass Sie die Option 1 – alles bleibt, wie es ist – bewusst wählen, und wenn Sie eines Tages denken, dass diese Option zu viel Negatives beinhaltet, dann wählen Sie eine andere!

Finden Sie Ihre »Gewichts-Optionen«

Option 1: Alles bleibt, wie es ist. Ich behalte meine Essgewohnheiten bei und bleibe bei meinem Gewicht.

Option 2: Ich esse noch viel mehr als jetzt und nehme zu.

Option 3: Ich mache drei Mal die Woche Sport und versuche, die Situationen auszumachen, in denen ich mich überesse, und an diesen zu arbeiten.

Option 4: _____

_____

Überlegen Sie nun einmal kurz, über welche Themen oder Lebensbereiche Sie sich generell oft beschweren. Wählen Sie nun drei Punkte aus und versuchen Sie in den nächsten Wochen, an diesen entweder etwas zu ändern oder aufzuhören, nur das Negative zu sehen.

Werden Sie selbst aktiv!

Meine Top-Themen, über die ich mich oft beschwere, sind:

1. _____

   _____

2. _____

   _____

3. _____

   _____

Ich werde jeden Tag einen kurzen Blick auf diese Themen werfen und entscheiden, ob ich etwas anders machen kann. Falls nicht, werde ich aufhören, mich zu beschweren, da es unter meinen jetzigen Lebensumständen augenscheinlich die beste Option für mich ist.

Lassen Sie den Gedanken los, dass eine Option perfekt sein muss. Schließen Sie Frieden mit dem Weg, der gerade die am besten passende Lösung für Sie ist. Wenn Sie sich immer darüber aufregen, warum nicht alles wie am Schnürchen läuft, werden Sie niemals glücklich sein. Mit dieser Strategie verhält es sich ein bisschen so wie mit dem Traummann. Ich nehme einmal an, Ihnen ging es, als Sie jung waren, ähnlich wie vielen anderen jungen Frauen. Sie dachten, es gibt den perfekten Traumprinzen, der natürlich überhaupt keine Fehler oder Schwächen hat: »Er muss so und so aussehen, natürlich Arzt sein, und wenn er reich ist, wäre das auch noch ganz nett.« Die Liste kann endlos fortgesetzt werden. Später begriffen Sie dann, dass der reale Mann viel besser ist als der perfekte (davon abgesehen, dass es den eben nicht gibt) – wie langweilig wäre es denn auch mit einem perfekten Mann! Nun können Sie sich Ihr Leben mit Ihrem realen Partner einfach und schön machen und meist seine wundervollen Seiten sehen oder mit dem gleichen Partner die Hölle auf Erden erleben, wenn Sie jede seiner Schwächen aufblasen und nur die negativen Seiten sehen. In welchem Fall führen Sie wohl ein angenehmeres Leben? Verabschieden Sie sich vom »sollen« und »müssen« und seien Sie neugierig, was das Leben noch alles für Sie bereithält!

Manchmal stecken wir einfach fest und können diese festgefahrene Situation für uns selbst nur schwer lösen – obwohl uns hundert neue Wege einfallen würden, wenn die beste Freundin in genau der gleichen Situation wäre. Neulich sprach ich am Telefon mit einem guten Freund, Paul, der gerade seine Abschlussarbeit für sein MBA-Studium schreiben musste. Zeitdruck. Stress. Demotivation. Er meinte, er durchlebe eine typische Schreibblockade. Wir schauten genauer hin, und ich fragte ihn, warum er nicht in die Bücherei gehe, um sich ein paar alte Arbeiten anzuschauen oder neue Artikel zu seinem Thema zu lesen, um Inspiration zu bekommen. Seine Antwort: »Nein, das geht nicht, mein Büchereiausweis ist abgelaufen.« Nach einer Minute des Schweigens brachen wir in heiteres Gelächter aus. Sehen Sie, was für absurde Ausreden wir manchmal erfinden, nur um Dinge nicht tun zu müssen? Es stellte sich heraus, dass Paul unter extremer Prüfungsangst litt und ihm die ganze Arbeit unüberwindbar erschien. Nachdem wir die große Aufgabe in kleinere Brocken aufgeteilt hatten und ein paar Aufmunterungen gefallen waren, hatte er am nächsten Tag nicht nur einen neuen Büchereiausweis, sondern auch schon mehrere Artikel gesichtet, kopiert und die ersten Seiten geschrieben.

Was können wir von Pauls Geschichte lernen? Dass wir manchmal lieber in einer unschönen Situation verharren, weil wir so große Angst vor Veränderungen und Neuem haben. Ja, es ist richtig, wenn Sie sich aus Ihrer Komfortzone herausbewegen, könnten Sie versagen oder einfach nicht so gut abschneiden, wie Sie es von sich erwarten. Sie könnten mehr Zeit investieren oder ganz viel Energie für ein Projekt aufbringen müssen. Aber fragen Sie sich einmal: Möchten

Sie in einem Jahr lieber etwas Neues ausprobiert haben, das eventuell nicht erfolgreich gewesen ist, oder möchten Sie in einem Jahr lieber immer noch an der gleichen Stelle sein, an der Sie sich jetzt befinden? Nichts zu verändern ist auch eine Entscheidung. Generell bereuen wir aber eher die Dinge, die wir nicht getan haben, als diejenigen, die wir versucht haben. Sollten Sie sich gegen einen Wechsel der Situation entscheiden, ist das zumindest eine Entscheidung. Treffen Sie sie jedoch bewusst und holen Sie sich bitte Unterstützung, wenn Sie sich völlig festgefahren fühlen. Außenstehende können oft kreative Ideen und Lösungen einbringen, weil sie selbst nicht involviert (und dadurch »betriebsblind«) sind.

Jetzt höre ich einige von Ihnen sagen: »Aber ich habe einfach keine Kontrolle über meine Situation. Ich würde ja gerne etwas ändern, aber mir sind die Hände gebunden.« Dies ist natürlich eine schwierige Lage, aber Sie können zumindest Ihre Einstellung ändern. Sie können sich als Opfer der Umstände sehen oder entdecken, was es sonst noch Schönes in Ihrem Leben gibt. Nehmen Sie die Situation als etwas an, von dem Sie lernen können, und vertrauen Sie darauf, dass sich alles zum Besseren wendet, auch wenn Sie das Licht am Ende des Tunnels momentan noch nicht sehen. Wer weiß, was Ihnen alles Wundervolles widerfahren wird, weil Sie im Leben gerade dort stehen, wo Sie stehen? Lernen Sie auch, zwischen Punkten, die zwar unschön, aber nicht dramatisch sind, und wirklich schweren Schicksalsschlägen zu unterscheiden. Für den letzteren Fall, wenn etwas Schlimmes in Ihrem Leben passiert ist, Sie einen wichtigen Menschen verloren haben, Ihnen gekündigt wurde oder Sie krank sind, erlauben Sie sich eine Zeit der Trauer. Geben Sie sich in solchen Fällen Zeit, und – noch einmal – bitte holen Sie sich Unterstützung von Freunden, der Familie, Bekannten oder von professioneller Seite. Verwenden Sie Ihre Energie in dieser schweren Zeit mehr für die Bereiche, die Sie kontrollieren können.

Verstehen Sie mich nicht falsch, ich bin wirklich die Letzte, die etwas gegen eine gute »Jammer-Session« hat, jedoch muss es dafür bestimmte Momente geben, und es darf sich nicht wie ein roter Faden durch Ihr Leben ziehen. Ich gehe diese Situationen bewusst an, rufe meine wundervolle beste Freundin an, gebe ihr das Signal für »Ich will mich einfach nur mal ausheulen«, und los geht's. Manchmal trommle ich auch meine Mädels-Clique zusammen, wir bestellen eine Runde Cosmopolitans (was für ein *Sex-and-the-City*-Klischee, ich weiß!) und garantieren dafür, dass wir die eine, der es nicht so gut geht, aufmuntern und ihr sagen, wie toll wir sie finden. Noch ein kleiner Tipp am Rande, meine Damen: Versuchen Sie diese »Jammer-Session« nie mit einem Mann, da dieser immer sofort das Problem lösen will – und manchmal ist uns eben einfach nur danach, uns zu beschweren …

Verantwortung für das eigene Glück

In diesem Abschnitt möchte ich Ihnen etwas über das Feld der Glücksforschung erzählen und es auf unser Thema Abnehmen anwenden. Was hat das Ziel, Ihre Traumfigur zu erreichen, mit Glück zu tun? Die Glücksforschung, oder auch oft Positive Psychologie genannt, ist ein relativ neues Forschungsfeld, das sich auf psychologischer Ebene damit beschäftigt, warum Menschen sich auf positive Aspekte konzentrieren sollten, auf das, was alles gut funktioniert, anstatt darauf, was schlecht läuft.[9] Der Schwerpunkt liegt auf der Erforschung von Aspekten, die für mental gesunde Menschen zu einem zufriedenen Leben führen. Genau hier sehe ich die Verbindung zum Titel dieses Buches: Wenn Sie glücklich sind und wissen, wie Sie Ihr eigenes Wohlbefinden steigern und steuern können, ist es für Sie auch sehr viel einfacher, den emotionalen Part des Abnehmens in den Griff zu bekommen und Ihr neues Gewicht langfristig zu halten. Eigentlich ist es ganz simpel: Machen Sie sich selbst glücklich. Ja, auch unabhängig davon, was Ihnen die Waage anzeigt – machen Sie sich jetzt glücklich! Fangen Sie sofort an und gaukeln Sie sich nicht vor, dass alles »perfekt« sein wird, wenn Sie erst XY Kilo wiegen. Erst steigt die Zufriedenheit mit Ihrem Leben, dann wird es automatisch viel leichter für Sie, Ihre Ernährungsgewohnheiten zu verbessern, da viele Gründe für Ihr unbewusstes Überessen einfach wegfallen.

Natürlich behaupte ich damit nicht, dass alle übergewichtigen Menschen unglücklich sind und alle Schlanken zufrieden, ich schlage Ihnen nur eine andere Methode vor, Ihr Gewicht zu reduzieren, damit Sie nicht immer nur am Symptom (dem Essen) herumdoktern. Ich habe auch nicht vergessen, dass es Situationen gibt, in denen wir zu viel oder zu viel Ungesundes verdrücken, obwohl wir vollkommen glücklich sind, z. B. bei sozialen Ereignissen oder zum »Belohnen« nach einem Erfolg. Diesen Bereich werde ich in diesem Buch noch diskutieren, nur seien Sie zunächst einmal ehrlich zu sich selbst: Wie oft essen Sie, weil Sie unglücklich, gestresst, müde, frustriert oder verärgert sind? Wenn wir zunächst diese negativen Situationen ändern und sie besser oder anders handhaben können, ist schon ein großer Schritt gemacht!

Was sind Glück und Zufriedenheit? Experten auf dem Gebiet der Positiven Psychologie definieren Glück als wiederkehrende angenehme Gefühle, kaum oder geringe Anwesenheit von negativen Emotionen sowie ein generelles Gefühl von Zufriedenheit mit dem eigenen Leben.[10] Obwohl es sicherlich erstrebenswert ist, ein optimales Maß an Zufriedenheit zu erreichen, sollte es jedoch **nicht** Ihr Ziel sein, ein vollkommenes Glücksgefühl zu erleben bzw., dass das Leben nur Höhen und überhaupt keine Tiefen beinhaltet. Denn dieser Zustand ist zum einen unrealistisch und auch dauerhaft nicht aufrechtzuerhalten (es sei denn, Sie sind auf Drogen oder verlieben sich jeden Tag unsterblich in eine neue »Liebe Ihres Lebens«). Also setzen Sie sich nicht unter Druck und erwarten Sie niemals Perfektion!

Was machen glückliche Menschen nun anders als weniger zufriedene Personen? Was davon können wir auf das Thema Abnehmen anwenden?

Die folgenden Punkte, so haben Forscher herausgefunden, können Ihnen helfen, Ihre Lebenszufriedenheit zu steigern:[11]

- Das Leben in einem wohlhabenden sowie demokratischen Land,
- verheiratet zu sein,
- ein gutes soziales Netzwerk zu haben,
- sich von negativen Situationen fernzuhalten,
- religiös zu sein.

Die Forschung zeigt aber auch, dass glückliche Menschen andere Denkstrukturen aufweisen als unzufriedene.[12] Zufriedene Personen

- verfallen nicht ins Grübeln,
- vergleichen sich selbst nicht in negativer Weise mit Freunden oder Bekannten,
- versuchen das Glas halbvoll und nicht halbleer zu sehen,
- reduzieren ihre täglichen Stressfaktoren so gut wie möglich,
- genießen und feiern ihre Erfolge.

Ich finde besonders die letzten Punkte interessant: Eine andere Einstellung beeinflusst Ihr Glücksempfinden maßgeblich! Das sind doch hervorragende Neuigkeiten, denn es bedeutet, Sie können selbst jede Menge tun, um Ihr Wohlbefinden zu steigern. Um das Ganze noch etwas anschaulicher zu erklären, greife ich auf die Formel von Professor Martin Seligman zurück, einem führenden US-Forscher der Positiven Psychologie:[13]

Glück = genetische Basis + Lebensumstände + was wir selbst kontrollieren können

Unsere **genetische Basis** steht fest, es ist das, was wir von unseren Eltern mitbekommen haben, ein bestimmtes Maß an innerer Zufriedenheit, auf das wir uns immer wieder einpendeln. Seligman erklärt dies am Beispiel von Lottogewinnern. Trotz der anfänglichen Euphorie gewöhnen sich die Neureichen irgendwann an ihr Geld und nehmen es als gegeben hin. Die genetische Basis scheint insgesamt ungefähr 50 Prozent unseres Glücksgefühls auszumachen.[14] Denjenigen mit dem Glücksgen einen herzlichen Glückwunsch, für alle anderen: Warten Sie ab, weiter unten kommen auch gute Nachrichten für Sie, versprochen!

Schauen wir uns also die anderen Komponenten der Glücksformel an. Viele von uns schreiben oft den Lebensumständen eine hohe Bedeutung zu: Wenn ich erst in eine andere Stadt gezogen bin, nicht mehr Single bin, den neuen Job habe ... ist alles bestens. Nun, meine lieben Leser-Innen, damit können wir gerade einmal acht bis 15 Prozent unseres Glücksempfindens steuern! Ich finde das reichlich wenig. Es lohnt sich also schon einmal nicht, ewig auf den Traumprinzen zu warten, um die komplette Glückseligkeit zu erreichen. Lebensumstände beinhalten Faktoren wie eine glückliche Ehe, gute Freunde oder das Leben in einem wohlhabenden Land.

Ich fasse an dieser Stelle zusammen: Genetische Faktoren – entweder hat man das große Los gezogen oder nicht. Lebensumstände – ändern Sie das, was Sie können, zum Besseren, aber machen Sie sich nicht vor, dass mit der Veränderung Ihrer Situation alles perfekt wird.

Mein Lieblingsteil der Formel fehlt noch: Dinge, die wir selbst kontrollieren können. Raten Sie einmal, was das wohl ist? Genau, mein Dauerthema: Ihre Gedanken, Ihre Einstellung, Ihre Selbstgespräche. Die gedankliche Ausrichtung glücklicher Menschen zu adaptieren, bedarf natürlich einiger Übung. Aber da das, was wir selbst kontrollieren können, etwa 40 Prozent der eigenen Zufriedenheit ausmacht und steuerbar ist, lohnt sich diese Investition meiner Meinung nach allemal! Indem Sie psychologische Strategien anwenden, können Sie Ihre Einstellung in Bezug auf Ihre Vergangenheit, Gegenwart und Zukunft ändern! Ist das nicht großartig? Das bedeutet für alle, die sich ständig über alte Fehler aufregen oder Angst vor der Zukunft haben, dass es scheinbar ein Gegenmittel gibt!

Dieses werde ich in den nächsten drei Abschnitten genauer beschreiben.

Eine positive Einstellung entwickeln: Vergangenheit

Fangen wir mit Ihrer Vergangenheit an: Sind Sie einer von denen, die immer sagen: »Ach, ich hätte das damals anders machen sollen!« Oder: »Warum habe ich bloß nicht …?« Wenn Sie lieber positive Gefühle haben möchten und ein Gefühl von Zufriedenheit, Stolz und Gelassenheit erleben wollen, können Sie Folgendes tun:[15]

• Machen Sie sich bewusst, dass Ihre Vergangenheit nicht Ihre Zukunft bestimmt.
• Konzentrieren Sie sich auf die Dinge, für die Sie dankbar sind, anstatt nur die negativen Aspekte zu sehen.
• Vergeben Sie sich selbst und Ihren Mitmenschen.

Denken Sie kurz über die obigen drei Punkte nach und schreiben Sie Ihre Gedanken dazu auf. Setzen Sie sich dann mit einem guten Freund zusammen und diskutieren Sie Ihre Aspekte.

Werden Sie selbst aktiv!

Ich erkenne, dass die Vergangenheit nicht meine Zukunft bestimmt, da … (führen Sie Ihre eigenen logischen Gründe auf):

Für was bin ich dankbar?_____

_____

Was will ich mir selbst vergeben? Was meinen Mitmenschen?

_____

Eine positive Einstellung entwickeln: Zukunft

Viele von uns zerbrechen sich ständig den Kopf über die Zukunft und machen sich Sorgen. Dies verursacht meist Stress und ist meiner Meinung nach ein sehr großer »Energieräuber«. Was könnten Sie stattdessen tun? Was machen glückliche Menschen anders? Emotionen, die hilfreich sind, wenn es um die Zukunft geht, sind Optimismus, Hoffnung und Vertrauen. Klingt das nicht wunderschön? Wie erreichen wir diese Gefühle? Der Forscher Seligman nennt einen gravierenden Punkt, der zufriedene von unzufriedenen Menschen unterscheidet: Es ist eine bestimmte Art von Denkmustern, die er als »permanent versus zeitlich begrenzt« und »spezifisch versus universell« beschreibt.[16] Während pessimistische Menschen dazu tendieren, negative Umstände als permanent anzusehen, betrachten glückliche Menschen solche Umstände als einmalig und nehmen an, dass diese nicht lange anhalten werden. Wenn also beispielsweise eine »glückliche« Person ihren Job verloren hat, glaubt sie, dass sie bald wieder etwas Neues finden wird, und hat keine Angst davor, dass ihr so etwas in näherer Zukunft noch einmal passiert. Oder nehmen wir ein anders Beispiel: Zwei Personen haben einen sehr unfreundlichen, unfairen Chef. Nennen wir die negativ denkende Person Lena und die positive denkende Anna. Lena würde sagen: »Chefs sind immer total unfair!«, während Annas Aussage wäre: »Mein derzeitiger Chef ist unfair!« Sehen Sie den Unterschied? Sind Sie eine Anna oder eine Lena?

Dasselbe funktioniert natürlich auch im Umkehrschluss. Positive Situationen werden von Lenas als einmalig eingestuft: »Da hatte ich aber Glück, dass der Test ausnahmsweise einmal einfach war!«, während Annas sich sagen: »Ich bin wirklich ein Glückspilz, mir widerfahren oft gute Dinge!« Ich nehme an, diese Beispiele und damit der Unterschied in den Denkmustern leuchten ein. Wenn ich dies meinen KlientInnen erkläre, kommt oft die Frage: »Aber wie kann ich mich jetzt besser fühlen?« In diesen Fällen nehme ich dann häufig die folgende Formel zu Hilfe, um zu erklären, wie man seine Gedanken umprogrammiert:

Ereignis + Einstellung = Emotion[17]

Während wir die Ereignisse, die uns widerfahren, nur selten ändern können, haben wir Kontrolle über unsere Einstellung und können damit auch beeinflussen, wie wir uns letztendlich fühlen. Nehmen wir wieder Anna und Lena zu Hilfe. Beide haben auf eine Beförderung hingearbeitet, sich ein halbes Jahr wahnsinnig angestrengt und sind letztendlich leer ausgegangen. Obwohl beide dasselbe Ereignis durchleben, geht es Lena abends sehr schlecht, sie fühlt sich depressiv, während Anna mit ihren Freundinnen einen schönen Abend verbringt. Schauen wir uns Annas Einstellung an, sie sagt sich: »Ja, das ist ärgerlich, dass ich nicht befördert worden bin, aber dann nehme ich dies jetzt als Zeichen, um mich nach einer neuen Stelle in einer anderen Firma umzuschauen, es war sowieso Zeit für einen Wechsel. Zudem habe ich ja noch meine Arbeit, also es könnte wirklich dramatischer sein.« Unserer Lena gehen ganz andere Gedanken durch den Kopf: »Warum passiert dies immer mir? Ich bin einfach nichts wert, nicht gut genug. Ich habe versagt!«

So, liebe LeserInnen, und jetzt wenden wir doch mal all dies auf den Bereich an, der uns brennend interessiert: das Abnehmen. Welche der beiden Damen wird sich wohl am Abend überessen? Welche wird versuchen, ihr Selbstbewusstsein mit Schokolade aufzubessern? Welche braucht Kohlenhydrate en masse, um ein paar »Wohlfühl«-Hormone zu bekommen? Welche wird sich durch Überessen vielleicht auch bestrafen wollen: Sie war nicht gut genug, also muss sie auch nicht auf ihren Körper achtgeben und kann sich gehenlassen?

Werden Sie selbst aktiv!

Schreiben Sie Ihre Gedanken auf:

Wann esse ich, um mich besser zu fühlen? Welche Denkmuster zeigen sich in diesen Situationen?	
Wann esse ich, um mich zu beruhigen? Welche Denkmuster zeigen sich in diesen Situationen?	
Wann esse ich, um mich zu bestrafen? Welche Denkmuster zeigen sich in diesen Situationen?	
Wann esse ich, um etwas aushalten zu können? Welche Denkmuster zeigen sich in diesen Situationen?	

Essverhalten und Emotionen

Ereignis + (negative) Einstellung = (negative) Emotion	Ereignis + (positive) Einstellung = (neutrale) Emotion
→ Überessen	→ Wenig Einfluss auf Essverhalten

Für manche meiner KlientInnen kann eine regelrechte Abwärtsspirale losgetreten werden. Weil sie sich schlecht fühlen, essen sie mehr, weil sie mehr essen, fühlen sie sich schlecht usw. Diesen Kreislauf zu durchbrechen, ist schwer. Häufig wird versucht, das Überessen zwanghaft einzustellen (in Form einer strikten Diät), was dann bei der kleinsten Verfehlung wieder in Überessen endet. Ich empfehle deswegen immer, bei den negativen Emotionen anzusetzen und den Kreislauf dort zu durchbrechen. Wenn Sie weniger negative Gefühle haben, gibt es weniger Grund, sich zu überessen usw.

Abwärtsspirale von negativen Emotionen und Überessen

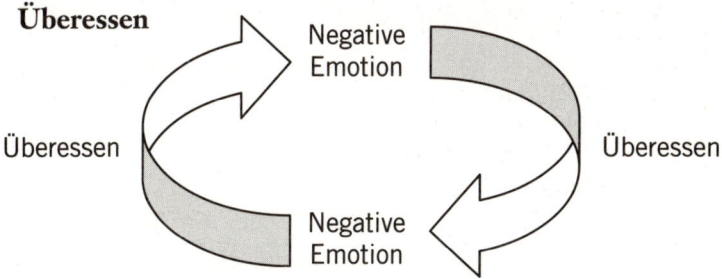

Negative Emotion

Überessen

Überessen

Negative Emotion

Kommen wir wieder zum Punkt »Wie verändere ich meine Denkmuster« zurück. Viele von Ihnen werden jetzt sagen: »Das ist nicht möglich, meine Gedanken sind einfach da, meine Einstellung kann ich nicht kontrollieren.« Sie müssen Ihre Einstellung herausfordern und viel üben, um Ihre Denkmuster zu verändern, aber es ist durchaus möglich.[18]

Wie kann ich meine Einstellung nach einem negativen Ereignis verbessern?

- Zunächst, akzeptieren Sie das negative Ereignis. »Ja, ich hatte gerade einen Streit mit meinem Freund, und das frustriert mich.« Es ist wie mit einem Kind: Wenn Sie diesem ständig befehlen, etwas nicht zu tun, wird es diese Sache gerade ausprobieren. Also tun Sie weder so, als ob Ihre Gefühle nicht vorhanden wären, noch bauschen Sie sie auf. Akzeptieren Sie zunächst die Tatsachen.

- Beobachten Sie Ihre Denkmuster: Was sagen Sie gerade zu sich selbst?

- Fragen Sie sich dann Folgendes: Sind meine Denkmuster angemessen? Dramatisiere ich? Verallgemeinere ich? Ziehe ich Schlussfolgerungen für die Zukunft, die ich noch gar nicht absehen kann? Ist dieses Problem wirklich gravierend? Erleben andere Ähnliches? Haben andere nicht viel größere Probleme?

- Wird sich das Problem mit der Zeit von selbst lösen? Kann ich etwas tun, um es zu lösen? Werde ich in einem

Jahr immer noch daran zu knabbern haben? Wird sich etwas an der Situation ändern, wenn ich mich jetzt völlig fertigmache?

- Glauben Sie daran, dass sich letztendlich alles zum Guten wenden wird. Wann waren Sie in der Vergangenheit in einer Situation, in der zunächst alles dramatisch erschien und sich dann alles zum Guten gewendet hat?

- Können Sie es sich, bezogen auf Ihren Energiehaushalt, erlauben, Ihre Gesundheit und Ihre Zeit – Stunden, Tage oder auch Wochen – darauf zu verwenden, sich über dieses Ereignis aufzuregen und sich Sorgen zu machen? (Vielen Menschen hilft gerade diese Frage, da ihnen dadurch bewusst wird, dass sie einfach nicht die Kapazitäten haben, sich weiterhin ihren negativen Gedanken zu widmen.)

- Was wäre das Worst-Case-Szenario? Wie wahrscheinlich ist es, dass dies wirklich eintrifft? Könnten Sie nicht auch mit diesem Szenario umgehen?

- Was können Sie aus der Situation lernen? Was wollen Sie in Zukunft anders machen?

- Versuchen Sie sich aus der Situation »herauszuzoomen«. Welche Lebensbereiche betrifft dieses Problem? Wie viel macht dieses Problem wirklich aus? Was läuft sonst alles gut? Was haben Sie in Ihrem Leben sonst an wundervollen Dingen?

- Welche Person bewundern Sie für Ihre positive Einstellung? Was würde diese Person in Ihrer Situation tun? Was würde Sie denken?

- Könnten Sie die Situation verbessern, wenn Sie positiver dächten? Was würde sich verändern? Wie würden Sie sich fühlen? Was brauchen Sie, um Ihre Einstellung zu ändern?

Wie kann ich meine Einstellung nach einem positiven Ereignis verbessern?

- Seien Sie dankbar für das, was gerade passiert ist. Feiern Sie sich und Ihr Leben. Teilen Sie Ihr Erlebnis mit jemandem.
- Wie können Sie noch mehr solcher Ereignisse herbeiführen?
- Was haben Sie gut gemacht? Auf welche anderen Situationen lässt sich dies anwenden? Was haben Sie über Ihre Stärken gelernt?
- Wo in Ihrem Körper verspüren Sie die positiven Emotionen? Fühlen Sie in sich hinein und versuchen Sie, dieses Gefühl abzuspeichern.
- Beginnen Sie, ein Erfolgstagebuch zu führen und schreiben Sie kurz über dieses Ereignis.

Eine positive Einstellung entwickeln: Gegenwart

In den vorangegangenen Abschnitten – über das Erlangen einer positiveren Einstellung – habe ich einiges über die Vergangenheit und die Zukunft geschrieben. Was ist mit der Gegenwart? Wie können wir unsere Denkmuster hier verbessern? Bezogen auf die Gegenwart sind laut Seligman[19] folgende Gefühle hilfreich: Freude, Genuss, Ruhe, Vergnügen und ein »Flow-Gefühl« (Beschreibung siehe unten).

Folgende Tipps helfen Ihnen, diese positiven Emotionen zu erreichen: Brechen Sie mit Ihrer Routine und probieren Sie neue Dinge aus. Konzentrieren Sie sich auf das Hier und Jetzt, seien Sie präsent bei dem, was Sie tun. Genießen Sie auch die kleinen Momente und Augenblicke. »Flow«-Studien von Csikszentmikhalyi[20] zeigen, dass Menschen im Fluss mit einer Tätigkeit sind, wenn ihre Fähigkeiten gefordert sind, sie sich konzentrieren müssen, klare Zielvorstellungen haben, ein direktes Feedback bekommen, in die Tätigkeit involviert sind und ein Gefühl von Kontrolle haben. Für uns bedeutet dies wiederum, dass wir einige Dinge ändern können, um glücklicher zu werden – siehe dazu die folgenden Punkte:

Werden Sie selbst aktiv!

- Versuchen Sie, sich in neuen Sichtweisen zu üben. Konzentrieren Sie sich auf das, was da ist, und nicht auf das, was noch fehlt. Sehen Sie das Glas halbvoll und nicht halbleer!

- Setzen Sie sich herausfordernde, aber nicht überfordernde Ziele. Überprüfen Sie diese Ziele von Zeit zu Zeit. Unterteilen Sie große Aktivitäten in kleinere Aufgaben. Was wollen Sie in Ihren jeweiligen Lebensbereichen im nächsten Monat/im nächsten Jahr/in den nächsten Jahren erreichen?

- Beginnen Sie, ein Dankbarkeitstagebuch anzulegen. Schreiben Sie jeden Abend drei Punkte hinein, für die Sie dankbar sind.

- Pflegen Sie gute Freundschaften, investieren Sie. Trennen Sie sich von Menschen, die Ihnen nicht guttun und Sie negativ beeinflussen. Ihr Leben ist zu kurz, um Ihre Zeit zu verschwenden.

- Nehmen Sie sich jeden Tag Ihre »Zeit-für-mich«, und sei es nur für zehn Minuten.

- Treiben Sie regelmäßig Sport – es ist das beste Antidepressivum der Welt.

- Seien Sie gut zu sich, tun Sie schöne Dinge für sich. Behandeln Sie sich selbst mindestens so gut wie Ihre beste Freundin/Ihren besten Freund.

Werden Sie selbst aktiv!

Schreiben Sie fünf Dinge auf, die Sie – bezogen auf die Gegenwart – anders handhaben wollen:

1. _____

_____

2. _____

_____

3. _____

_____

4. _____

_____

5. _____

_____

Zum Ende dieses Kapitels noch eine Bemerkung: Studien haben gezeigt, dass die Attraktivität eines Menschen nur sehr wenig Einfluss darauf hat, wie glücklich er mit seinem Leben ist. Für alle diejenigen, die immer noch denken, sie müssten nur schlank werden, um den Himmel auf Erden zu haben – Fehlanzeige! Versuchen Sie stattdessen doch lieber, Ihr allgemeines Wohlbefinden und Ihre Lebenszufriedenheit zu steigern, alles andere (inklusive Traumkörper) ergibt sich mit ein bisschen Geduld und der Investition in Sport und eine bessere Ernährung von alleine.

Mehr Selbstbewusstsein

Eines der wichtigsten Elemente in puncto gesteigertes Wohlbefinden ist gleichzeitig auch eines der Lieblingsthemen meiner KlientInnen: Selbstbewusstsein. Jeder will es, nur wenige haben es. Woran das liegt? Meiner Meinung nach behandeln wir die Person, die uns am nächsten steht (nämlich uns selbst), oft am schlechtesten. Würden Sie jemals mit Ihrer besten Freundin so reden wie mit sich selbst? Würden Sie sie fertigmachen, weil sie mal wieder zwei Kilo zugenommen hat? Würden Sie ihr die Dinge an den Kopf werfen, die Sie sich selbst jeden Tag sagen, wie: »Jetzt ist eh alles zu spät, dann kann ich auch gleich noch eine Tafel Schokolade verdrücken«? Ich wette, Ihre Antwort lautet Nein. Verfolgen Sie eine Woche lang aufmerksam Ihre Selbstgespräche, und Sie werden vermutlich geschockt sein. Versuchen Sie einmal, nett zu sich selbst zu sein, unabhängig davon, was die Waage anzeigt.

Werden Sie selbst aktiv!

Die Selbstbewusstseins-Skala[21]

Schritt 1: Auf einer Skala von 1 bis 10 (10 als Optimum) geben Sie mit einer Zahl an, für wie ausgeprägt Sie Ihr Selbstbewusstsein derzeit halten.

Schritt 2: Beschreiben Sie, was Sie Positives und Negatives tun, um auf dieser Stufe zu stehen.

Schritt 3: Was müssten Sie tun, um eine Stufe weiter nach oben zu gelangen?

Schritt 4: Was müssten Sie tun, um Stufe 10 zu erreichen?

Schritt 5: Füllen Sie die Stufen zwischen der Stufe, die Sie in »Schritt 3« definiert haben, bis zur Stufe 10 aus, um zu wissen, was Sie tun können, um Ihr Selbstbewusstsein weiter zu steigern.

Füllen Sie Ihre Selbstbewusstseins-Skala aus:

10 _____

9 _____

8 _____

7 _____

6 _____

```
5 _____

4 _____

3 _____

2 _____

1 _____
```

Das folgende Beispiel zeigt die Selbstbewusstseins-Skala einer Klientin von mir:

10 »Um mein Selbstbewusstsein auf Stufe 10 einordnen zu können, würde ich mich selbst wie meine beste Freundin behandeln, also mich aufmuntern, wenn etwas nicht gut läuft, und mich feiern, wenn ich etwas erreicht habe. Ich würde mich selbst und mein Wohlbefinden im positiven Sinne an die erste Stelle setzen und immer überlegen, ob mir etwas guttut.«

9

8

7

6

5

4 »Um mein Selbstbewusstsein auf Stufe 4 einordnen zu können, müsste ich öfter einmal Nein sagen, besonders, wenn es um meine Freunde und den Beruf geht. Ich würde zudem jeden Tag zehn Minuten ›Zeit-für-mich‹ einlegen.«

3 »Aktuell ist mein Selbstbewusstsein auf Stufe 3. **Negativ:** Ich führe oft negative Selbstgespräche. Ich stehe nicht für mich selbst ein und versuche ständig, andere glücklich zu machen, und vergesse mich selbst darüber. **Positiv:** Ich tue mir einmal die Woche etwas Gutes, gönne mir z. B. eine Massage, denn danach fühle ich mich super.«

2

1

Tipps für mehr Selbstbewusstsein:

- Fragen Sie sich, wann Sie in den letzten Monaten eine hohe Stufe auf der Selbstbewusstseins-Skala eingenommen haben. In welcher Situation war dies der Fall? Mit wem waren Sie zusammen, was haben Sie (anders) gemacht? Wie können Sie noch mehr solcher Situationen erschaffen? Überlegen Sie also, wann etwas gut gewesen ist, und versuchen Sie, diese Gelegenheiten zu mehren!

- Beginnen Sie in puncto Wohnung neu: Zu Hause halten wir uns oft auf, wenn Sie sich hier also wohlfühlen, färbt dies auf Ihr emotionales Wohlbefinden ab. Gestalten Sie Ihr Zuhause so schön und gemütlich wie möglich. Misten Sie aus, machen Sie Platz, dekorieren Sie die Wohnung neu oder streichen Sie die Wände.

- Was ist mit Ihrer Umgebung? Sind Sie glücklich in der Gemeinde, der Stadt oder dem Land, in dem Sie leben?

Möchten Sie eine Veränderung? Was wollen Sie? Was brauchen Sie? Was gefällt Ihnen? Noch einmal: Sie haben nur ein Leben … möchten Sie Beständigkeit oder etwas Neues erleben? Was auch immer für Sie wichtig ist, handeln Sie danach.

- Wir verbringen sehr viel Zeit an unserer Arbeitsstelle, einem Bereich, an dem wir Selbstbewusstsein tanken oder verlieren können. Sind Sie glücklich mit Ihrer Stelle/Ihrer Karriere? Falls nicht, was müsste sich ändern, damit Sie wieder Spaß an Ihrem Job bekämen? Was könnten Sie tun, um sich fortzubilden? Was möchten Sie noch lernen?

- Gehen Sie jeden Tag mindestens 20 Minuten an die frische Luft, auch im Winter, das wird Ihnen sofort ein besseres Gefühl geben. Versuchen Sie, sich so oft wie möglich in der Natur aufzuhalten.

- Trinken Sie viel Wasser und Tee. Sie werden erstaunt sein, wie gut und frisch Sie sich fühlen, wenn Sie regelmäßig und ausreichend trinken.

- Gehen Sie einem Hobby nach. Was interessiert Sie? Bei welchen Tätigkeiten vergessen Sie die Zeit? Planen Sie regelmäßig Zeit für Ihr Hobby ein, auch hier können Sie jede Menge Selbstbewusstsein tanken.

- Machen Sie mindestens einmal am Tag etwas Schönes für sich, tun Sie sich etwas Gutes, sei es zu lesen, ein heißes Bad zu nehmen, Ihre Lieblings-TV-Show anzusehen etc.

Man muss nicht immer Berge versetzen, wenn man sein Selbstbewusstsein steigern möchte: Lassen Sie es einfach zur Routine werden, den Morgen und Abend eines jeden Tages zu zelebrieren. Stehen Sie beispielsweise 15 Minuten früher auf und richten Sie sich ein gutes Frühstück her. Reflektieren Sie über Ihre Gedanken und Emotionen. Was könnten Sie heute tun, um Ihr Selbstbewusstsein zu steigern? Welches Motto wollen Sie Ihrem Tag geben? Woran wollen Sie arbeiten (z. B. Dankbarkeit auszudrücken, jemanden glücklich zu machen, ein Risiko einzugehen, loszulassen). Versuchen Sie nicht perfekt zu sein, sondern einfach nur, neue Dinge auszuprobieren. Am Abend reflektieren Sie darüber, wie der Tag gelaufen ist. Was lief gut? Was wollen Sie verbessern? Diese kleine Übung hilft dabei, uns nicht vom Alltag »auffressen« zu lassen und wesentliche Dinge wie die eigene Weiterentwicklung vor lauter Stress nicht zu vergessen.

Was tun, wenn Überessen droht?

Diesen Abschnitt widme ich der Problematik eines drohenden Überessens. Was kann ich tun, wenn ich merke, dass ich zu viel esse? Hierbei geht es nicht um Ernährungstipps (bitte lesen Sie dazu den nächsten Hauptteil des Buches, »Ernährung«), sondern um emotionale Strategien. Zunächst ist es unabdinglich, dass Sie sich so respektvoll wie möglich behandeln, denn vermutlich ist während des Tages irgendetwas schiefgelaufen, und Sie sind gestresst, fühlen sich einsam oder Ähnliches. Wenn Sie jetzt auch noch in negative Selbstgespräche verfallen, haben Sie nur geringe Chancen, aus der Essensspirale wieder herauszukommen.

Noch einmal: Behandeln Sie sich so, wie Sie in solchen Momenten Ihre beste Freundin behandeln würden. Am besten schreiben Sie sich eine Liste von Dingen, die Sie tun können, sobald Sie merken, dass Sie zu viel essen. Schreiben Sie diese Liste an Tagen, an denen es Ihnen gut geht! Führen Sie die Aktivitäten aber nicht nur an Tagen aus, an denen es Ihnen schlecht geht, sondern versuchen Sie jeden Tag, einen Punkt der Liste für sich zu tun! Falls Sie aber merken, dass Sie gerade essen, obwohl Sie nicht hungrig sind, stellen Sie sicher, dass Sie ein oder zwei Aktivitäten der Liste sofort angehen.

Es ist hilfreich, für Ihre »Wohlfühl-Liste« auch Tätigkeiten zu finden, die Sie unabhängig von anderen Personen tun können, falls z. B. niemand spontan Zeit hat.

Warum diese Liste? Vielen hilft es nicht, wenn Sie sich sagen: »Jetzt sollte ich aber wirklich aufhören zu essen.« Oder: »Diese Nahrungsmittel sind jetzt nicht gut für mich, also lasse ich sie liegen.« Versuchen Sie lieber, in einen besseren emotionalen Zustand zu kommen, indem Sie sich selbst gut behandeln, Ihr Wohlbefinden steigern. Fragen Sie sich am nächsten Tag, wenn es Ihnen besser geht, was Sie in diese Situation gebracht hat und was Sie in Zukunft anders machen können. Sehen Sie aber ein Überessen oder den

Werden Sie selbst aktiv!

Zehn schöne Dinge, die ich machen kann:

1. die beste Freundin anrufen

2. Musik hören

3. Blumen kaufen

4. _____

5. _____

6. _____

7. _____

8. _____

9. _____

10. _____

Konsum von ungesunden Lebensmitteln nie als einen Fehler an, sondern als ein Ereignis, aus dem Sie lernen können! Was wollte Ihr Unterbewusstsein Ihnen vielleicht mitteilen: Läuft etwas gerade nicht so gut? Haben Sie sich selbst nicht ernst genommen, nicht auf Ihre Bedürfnisse gehört?

Verzweifeln Sie nicht, seien Sie geduldig mit sich selbst. Vermutlich hat sich der Kreislauf aus negativen Gefühlen und Essen bei Ihnen über mehrere Jahre gebildet, deswegen wird auch nicht gleich beim ersten Versuch alles perfekt laufen. Aber Sie können jedes Mal ein bisschen besser werden.

Stellen Sie sich vor, Ihr derzeitiges Essverhalten wäre eine Krücke. Wenn Sie nie daran arbeiten, ein gesundes Bein zu bekommen, z.B. durch Übungen, werden Sie auch nie in der Lage sein, ohne Krücke zu laufen. Anstatt also eine Diät (Krücke) nach der anderen auszuprobieren, immer von einem »Krücken-Modell« zum nächsten zu wechseln, würde ich vorschlagen, sich darauf zu konzentrieren, Ihr Bein heilen zu lassen.

Mit einer Krücke oder auch Diät ist es fast so, als ob Sie die Verantwortung an jemand anderen abgeben (die Erfinder der nächsten Crash-Diät). Aber wir wissen ja mittlerweile, dass keine Diät Ihnen langfristig helfen wird. Gehen Sie also Ihre inneren Konflikte, Ihre Emotionen an. Fragen Sie sich, was Sie wirklich brauchen! Und haben Sie mit sich selbst viel Geduld.

Es sollte immer einen Plan B geben. Versuchen Sie, Ihre Stress-Faktoren und Auslöser frühzeitig zu erkennen, und handeln Sie. Versuchen Sie, weniger auf Plan A, das Essen, zurückzugreifen, und probieren Sie lieber Plan B und C aus. In folgender Tabelle habe ich Ihnen typische Stress-Faktoren und mögliche Lösungen aufgelistet, die mir in meiner Arbeit als Coach häufig begegnet sind.

Häufige Auslöser und Stress-Faktoren:

Sie haben zu viel Stress in Ihrem Job (z. B. müssen Sie eine Deadline einhalten, oder Sie fühlen sich mit Ihren Aufgaben überfordert): Für viele bedeutet eine solche Situation, dass sie nervös sind und Essen benutzen, um die Nerven zu beruhigen. Was könnte man stattdessen tun? Haben Sie Kollegen, die Sie für deren Ruhe bewundern? Fragen Sie sie, wie sie es schaffen, in solchen Momenten cool zu bleiben. Wenn Sie Ihre Idole nicht ansprechen können, überlegen Sie sich einfach, was die Person XY jetzt an Ihrer Stelle tun würde. Denken Sie zudem darüber nach, ob Sie in Ihrer Mittagspause nicht für 30 Minuten ins Fitnessstudio gehen oder im Park walken. Sport hilft, Stress abzubauen.

Sie mögen Ihren Job nicht mehr: Sie quälen sich jeden Morgen aus dem Bett und zwingen sich, zur Arbeit zu gehen. Sie zählen die Stunden bis zum Feierabend. Die Emotionen, die in solchen Situationen meist eine Rolle spielen, sind Frustration, Langeweile, Perspektivlosigkeit. Essen wird dazu benutzt, sich besser zu fühlen, wenigstens in diesem Bereich möchte man sich etwas »Gutes« tun. Im Prinzip haben Sie jetzt nur zwei Optionen: Zum einen können Sie alles versuchen, um Ihren Job so angenehm wie möglich zu gestalten, weil Sie vielleicht gerade nicht die Chance haben, die Stelle zu wechseln. Versuchen Sie nun, die positiven Dinge zu sehen, engagieren Sie sich, fragen Sie Ihren Boss, ob Sie andere Aufgaben übernehmen können etc. Ihre zweite Option ist, sich für eine neue Stelle zu bewerben, umzuschulen, sich selbstständig zu machen oder eine Auszeit zu nehmen. Reden Sie mit Menschen, die schon einmal solche Schritte gewagt haben, oder holen Sie sich professionelle Hilfe von Karriereberatern oder einem Coach.

Sie erleben gerade viele oder nicht genug Veränderungen in Ihrem Leben: Eine Trennung, ein Umzug oder ein neuer Job sind gravierende Veränderungen. Essen fungiert hier als Stabilisator und Aufbaumittel, um sich zu beruhigen und besser zu fühlen. Sehen Sie die Veränderungen als Chance und nicht als Krise – wie langweilig wäre unser Leben ohne einen Wechsel in verschiedenen Lebensbereichen? Versuchen Sie regelmäßig zu essen (Mahlzeiten und Snacks), sich so gesund wie möglich zu ernähren, also viel Gemüse & Co. zu essen, aber experimentieren Sie ruhig mit neuen Gerichten. Falls Sie sich langweilen, weil nicht genügend Veränderungen in Ihrem Leben geschehen, und Sie deswegen oft essen, setzen Sie sich selbst Ziele – in all Ihren Lebensbereichen – und arbeiten Sie auf etwas Neues hin.

Sie haben nicht genug Zeit: Etwas, das uns allen bekannt ist: Der Tag hat nie genug Stunden. Wir hetzen von einem Termin zum anderen, vergessen die Zwischenmahlzeiten, sind deswegen oft ausgehungert und essen anschließend zu viel. Was kann man tun, um diesem Kreislauf zu entkommen?

Erstens: Werden Sie sich über Ihre Werte klar und leben Sie im Alltag danach, so gut Sie können. Was ist Ihnen im Leben wichtig – Liebe, Gesundheit, Erfolg? Ordnen Sie Ihre Werte nach Wichtigkeit und integrieren Sie diese entsprechend in Ihr Leben.

Beispiele für Werte:
Liebe
Gesundheit
Erfolg
Macht
Geld
Freiheit
Abwechslung
Abenteuer
Beständigkeit
…

Wenn Gesundheit beispielsweise einer Ihrer Hauptwerte ist, stellen Sie sicher, dass Sie drei bis vier Mal pro Woche Sport treiben. Wenn Sie jedoch den Erfolg im Arbeitsalltag über Ihre Gesundheit stellen, also über einen längeren Zeitraum hinweg eine 80-Stunden-Woche absolvieren, leben Sie nicht nach Ihren Werten. Überlegen Sie sich, welche Veränderungen Sie vornehmen müssen, um möglichst im Einklang zwischen Wunsch und Realität zu leben.

Zweitens: Wenden Sie das sogenannte Paretoprinzip, auch

80-zu-20-Formel genannt, an, um Ihr Zeitproblem in den Griff zu bekommen. Diese Formel steht dafür, dass man mit nur 20 Prozent des Aufwandes – also Ihrer Zeit und Energie – ein Ergebnis von 80 Prozent erzielt. Anstatt immer 100 Prozent anzustreben und entsprechend auch 100 Prozent der Zeit zu investieren, versuchen Sie doch lieber einmal, nur 20 Prozent aufzuwenden, um dann ein immer noch tolles, aber eben nicht perfektes Ergebnis von 80 Prozent zu erhalten. Sie könnten beispielsweise für eine Einladung zum Essen bei sich zu Hause zehn Stunden investieren und ein Ergebnis erzielen, das alle Gäste »umhaut«, oder Sie geben sich zwei Stunden Zeit und haben dennoch einen schönen Abend. Investieren Sie die 100 Prozent nur in Dinge, die Ihnen wirklich äußerst wichtig sind, und fahren Sie den Rest Ihrer Ansprüche herunter, um mehr Zeit und Energie zur Verfügung zu haben!

Drittens: Verabschieden Sie sich von Zeitverschwendung und »Aufschieberitis«. Was tun Sie, wenn Sie wirklich eine Pause brauchen? Welche Aktivitäten entspannen Sie, und wann verschwenden Sie einfach nur Ihre Zeit und Energie, z.B. mit Sich-Sorgen-machen, zu viel TV, langen Fahrtzeiten, währenddessen Sie nichts Produktives für sich selbst tun? Was könnten Sie ändern, delegieren oder einfach beenden?

Viertens: Versuchen Sie immer, im Moment präsent zu sein, um Probleme effektiv und effizient zu lösen, aber auch um Ihre Zeit zu genießen und sich nicht immer wünschen zu müssen, etwas wäre schon vorbei. Arbeiten Sie lieber drei Stunden konzentriert, als sechs Stunden nur halb bei der Sache zu sein.

Nichts ist jemals gut genug. Wenn der Perfektionist in Ihnen Sie nicht in Ruhe lässt: »Ich hätte dies so viel besser machen können … Wenn ich nur mehr getan hätte … Erst, wenn ich XY erreicht habe, bin ich zufrieden.« Kommen Ihnen diese Aussagen bekannt vor? Dann heiße ich Sie herzlich willkommen im »Club der Raupe Nimmersatt«: Nimmersatt nach Perfektion! Brauchen Sie Essen, um gegen Ihre Frustration anzukämpfen, wieder einmal nicht perfekt gewesen zu sein? Perfektion ist, einfach ausgedrückt, nicht zu erreichen, ergo sind Sie unzufrieden mit sich selbst, ergo brauchen Sie etwas, das Sie aufbaut, oder etwas, mit dem Sie sich unbewusst bestrafen können (Überessen). Welcher der genannten Punkte auch immer auf Sie zutrifft, arbeiten Sie daran loszulassen und lernen Sie auch Ihre Schwächen zu lieben. Versuchen Sie gut zu sein, aber niemals perfekt. Warum auch? Nach Perfektion strebende Menschen werden nun wirklich nicht gemocht, denn wir haben Angst vor ihnen und bekommen durch sie nur unser eigenes, nicht perfektes Leben vor Augen geführt. Zudem werden Sie niemals zufrieden und glücklich sein, egal ob der Traumprinz vorbeikommt, Sie in Größe 38 passen oder den tollen Job ergattert haben, denn es könnte ja alles immer noch besser sein. Perfektion ist nicht erstrebenswert!

Offene oder unterschwellige Konflikte mit Freunden, Bekannten oder Kollegen: Es müssen nicht immer große Streitigkeiten sein. Vielleicht glauben Sie, jemanden zu enttäuschen, haben Angst, dass jemand etwas über Sie erfährt, was Sie eigentlich geheim halten wollen usw. Als Coach habe ich die Beobachtung gemacht, dass viele meiner Klientinnen, aber auch Klienten sich solche Szenarien sehr zu Herzen nehmen und in Gedankenspiele wie »Was wird Schlimmes passieren …?« oder »Was wird Person XY über mich denken?« abdriften. Viele sind von dieser ständigen Sorge völlig ausgelaugt und benötigen Essen, um sich zu beruhigen, abzulenken oder um diese negativen Gefühle auszuhalten. Probieren Sie diese vier Schritte aus:

- Welche Fakten liegen mir tatsächlich vor? Schreiben Sie alles auf, was wirklich präsent ist, z. B. »Ich habe vier von fünf Briefen für meinen Chef geschrieben« etc.
- Fragen Sie sich Folgendes: Dramatisieren Sie die Situation gerade, oder versuchen Sie, in die Zukunft zu sehen? Verfallen Sie in ein Schwarz-Weiß-Denken? Reden Sie alles klein, was Sie gut und richtig gemacht haben?
- Welche Haltung wäre gesünder? Welche positiven Gedanken könnten Sie haben? Was würden Sie Ihrer besten Freundin sagen (meine Lieblingsfrage, wie Sie mittlerweile sicherlich bemerkt haben)?
- Was denken Sie über sich selbst? Es ist egal, was andere über Sie denken, solange Sie selbst mit sich im Reinen

sind. Falls Sie immer noch schlecht von sich selbst denken, lernen Sie aus der Situation. Versuchen Sie, Fehler als Chance zu sehen, verlangen Sie keine Perfektion von sich und machen Sie es das nächste Mal besser.

Versuchen Sie auch, nicht immer alles auf sich zu beziehen. Vielleicht hat jemand anderes einfach nur einen schlechten Tag, und es hat überhaupt nichts mit Ihnen zu tun! Als ich nach dem Abitur zum Studieren in eine andere Stadt gezogen bin, habe ich in einer WG gewohnt. Ich kann mich noch gut erinnern, dass ich mich, wenn einer meiner Mitbewohner schlecht drauf war, sofort fragte, was ich falsch gemacht hatte. Es dauerte einen Monat, bis ich begriff, dass es überhaupt nichts mit mir zu tun hatte, sondern mein Mitbewohner schlicht und einfach Liebeskummer hatte. Menschen haben ihre Launen, unabhängig davon, was Sie tun!

Wenn es sich wirklich um einen Konflikt handelt, versuchen Sie, die Dinge anzusprechen und zu klären. Ist dies nicht möglich, akzeptieren Sie, dass das Leben leider nicht immer Friede, Freude, Eierkuchen ist, Sie aber definitiv **nicht** alles über das Essen ausbaden müssen. Konflikte gehören zum Leben dazu, und es ist völlig in Ordnung, dass nicht jeder Sie mag. Lassen Sie nicht zu, dass andere Menschen die Macht über Ihr Essverhalten besitzen. Tragen Sie die Verantwortung selbst und geben Sie gut auf sich acht!

Entscheidungen treffen: Auch dies ist eine Thematik, die viele dazu animiert, zu viel zu essen. Werden Sie sich darüber klar, dass Sie nur von Ihrer jetzigen Position in der Gegenwart aus versuchen können, die für Sie beste Entscheidung zu treffen. Natürlich sind Sie hinterher immer schlauer, aber das zählt nicht! Zudem lassen sich fast alle Entscheidungen revidieren oder anpassen, und vergessen Sie nie: Viele Wege führen nach Rom. Vertrauen Sie darauf, dass sich alles für Sie zum Besten wenden wird, und versuchen Sie, Entscheidungen mit mehr Leichtigkeit zu treffen. Das Leben hält noch viele Überraschungen für Sie bereit, und alles wird sich zum Guten fügen.

Sie fühlen sich vollkommen klein und wie ein Verlierer: Oftmals wissen wir noch nicht einmal genau, warum wir uns so fühlen. Seien Sie nicht so hart zu sich selbst, wir alle haben solche Tage. Wichtig ist nur, dass Sie in diesen Momenten nicht vor lauter Frust und nach dem Motto »Jetzt ist eh alles zu spät« zum Essen greifen. Seien Sie gerade dann besonders nett zu sich selbst, versuchen Sie, sich aufzumuntern, gehen Sie mit Freunden aus, die Ihnen ein gutes Gefühl geben. Überlegen Sie auch, ob Sie in letzter Zeit gut für sich gesorgt haben, ob Sie für sich selbst eingestanden sind und gesagt haben, wenn Sie etwas gestört hat. Versuchen Sie zudem, geduldig mit sich selbst zu sein. Es ist schon ein Fortschritt, wenn Sie in solchen Situationen weniger essen. Versuchen Sie stetig, sich zu verbessern, planen Sie Rückfälle mit ein und blicken Sie nach vorne! Stellen Sie auch sicher, dass Sie immer zuerst nach sich selbst schauen – so wie uns im Flugzeug immer mitgeteilt wird: »Ziehen Sie zuerst selbst die Sicherheitsweste an und helfen Sie **danach** den anderen.« Sie können für niemanden da sein, wenn Sie nicht zuerst für sich selbst sorgen. Das ist nicht egoistisch, das ist lebensnotwendig.

Zusätzlich gibt es folgende »SOS-Strategien«, die Sie sofort anwenden können, falls Sie das Gefühl haben, mit Ihrem Essverhalten in eine Abwärtsspirale zu rutschen:

- Hören Sie Ihre Lieblingssongs (möglichst laut),
- gehen Sie kurz spazieren,
- rufen Sie eine Freundin an, reden Sie mit Kollegen, versuchen Sie sich mit Menschen zu umgeben, auch wenn Ihnen eher nach Essen und »Allein-Sein« ist,
- duschen Sie heiß oder nehmen Sie ein Bad (falls Sie gerade zu Hause sind),
- lesen Sie kurz in Ihrem Lieblings-Motivationsbuch,
- kaufen Sie sich einige Zeitschriften und lesen Sie über das Leben anderer,
- trinken Sie etwas Warmes oder Kaltes, z. B. eine Tasse Tee oder ein großes Glas Saftschorle.

Nennen Sie mindestens drei eigene Ideen für SOS-Fälle:

_____

_____

_____

Noch einmal: Essenstage außerhalb der Norm sind etwas völlig Natürliches, solange sie nur ab und zu vorkommen und nicht zur Routine werden. Selbst superschlanke Menschen sind keine Perfektionisten, wenn es um ihre Ernährung geht. Verfallen Sie bloß nicht dem Irrglauben, dass Sie, um schlank zu sein, jeden Tag absolut »perfekt« essen müssen. Das ist im Gegenteil das Schlimmste, was Sie tun können, denn zwangsläufig werden Sie so alle guten Vorsätze über Bord werfen und völlig über die Stränge schlagen. Auch schlanke Menschen haben Tage, an denen sie bei Mahlzeiten zu viel essen oder Hochkalorisches zu sich nehmen. Aber: Schlanke Menschen ernähren sich die meiste Zeit über gesund und hören meist auf ihr Sättigungsgefühl. Sie lassen auch nicht zu, dass **eine** »schlechte« Mahlzeit ihr insgesamt gutes Essverhalten zerstört, sondern finden schnell zurück zu ihren üblichen, gesunden Mustern. Das ist genau das, was Sie sich von schlanken Menschen abschauen sollten: Verschwenden Sie keine Energie darauf, eine ungesunde Mahlzeit zu bedauern, akzeptieren Sie, dass dies zum normalen Essverhalten dazugehört, und führen Sie danach Ihre gute Routine fort.

Es ist unwichtig, ob Sie zwei, fünf, zehn oder mehr Kilo zu viel wiegen. An welchem Punkt auch immer Sie sich befinden, es könnte immer noch schlechter sein. Konzentrieren Sie sich deshalb auf das Positive und nicht auf das Negative. Zum Glück haben Sie nicht das Doppelte zugenommen – und was sind schon ein paar Kilo zu viel gegenüber wirklich schweren Schicksalsschlägen? Fangen Sie einfach dort an, wo Sie gerade sind. Hören Sie auf, sich in Ihrem negativen Kreis fortzubewegen, und führen Sie einige kleine Verbesserungen durch – sofort! Es ist niemals zu spät. Bleiben Sie ruhig und fangen Sie an, Ihr Leben jetzt zu ändern. Ich wiederhole mich: Es ist niemals zu spät. Fangen Sie einfach mit kleinen Schritten an.

Zurück zu guten Essgewohnheiten

Nehmen wir einmal an, Sie hatten in puncto Essverhalten einen schlechten Tag. Sie haben zu viel gegessen, zu viel Süßes und Fettes, und die cremigen Cocktails wären auch nicht unbedingt nötig gewesen. Wie können Sie nun aus dieser Situation herauskommen? Das ist der große Trick, denn ein schlechter Tag allein ist kein Problem. Dauerhaft schlank sind jedoch nur diejenigen, die über einen solchen Tag hinwegkommen können und weitermachen. Zu welcher Gruppe gehören Sie im Moment? Lassen Sie sich demotivieren, wenn es einmal nicht so gut läuft, schmeißen Sie schnell das Handtuch hin, oder lernen Sie aus Ihren »Fehlern« und machen weiter mit Ihren guten Vorsätzen? Rückschläge gehören dazu. Für alle von uns. Kalkulieren Sie diese ein, damit Sie von ihnen nicht aus der Bahn geworfen werden.

Zunächst müssen Sie sich von der Idee verabschieden, dass Ihr Projekt der Gewichtsreduktion als gerade Linie des Erfolgs verlaufen wird. Das ist nicht realistisch. Es wird Tage und Wochen geben, wo es nicht so gut läuft, aber Sie können immer wieder auf den Zug aufspringen. Die meisten Diäten scheitern jedoch genau in diesen Momenten: Man muss einen strengen Plan einhalten, langt zwangsläufig einmal daneben, und das war's dann, denn der perfekte Diätplan lässt keinen Platz für Patzer. Machen Sie sich klar, dass es Höhen und Tiefen geben wird, aber dass Sie auf dem richtigen Weg sind, solange Sie sich weiter bemühen und Sie langsam, aber sicher abnehmen. »Ankommen« werden Sie sowieso nie, da ein gesundes Essverhalten dauerhaft zu Ihrem neuen Leben gehören wird und nicht wieder beendet werden sollte.

Der beste Weg, um nach einem schlechten Tag oder einer schlechten Phase zu einem gesunden Essverhalten zurückzufinden, ist **nicht,** von Pommes, Pizza, Kuchen & Co. zu Salat und Suppe zu wechseln. Versuchen Sie, einen sanften Übergang zu bewerkstelligen und sich damit den Wechsel zu erleichtern. Essen Sie nur halb so viel Fast Food und wählen Sie ansonsten gesunde Nahrungsmittel wie Gemüse. Die Gefahr extremer Sprünge liegt nahe: Gesundes pur macht keinen dauerhaft glücklich, und Sie erleben dadurch nur einen *cold turkey*, leiden also unter Entzugserscheinungen. Ganz abgesehen davon, dass jeder Abnehmplan auch Ihre Lieblingsgerichte (in Maßen) enthalten sollte. Fragen Sie sich zudem, ob Sie gerade wirklich bereit sind, sich wieder dem Abnehmen zu widmen. Manchmal ist es besser, eine Zeit lang nur zu versuchen, das aktuelle Gewicht zu halten, sich selbst eine Auszeit zu geben und erst dann wieder anzufangen, wenn Sie sich stark genug fühlen. Noch einmal: Halten Sie in einer schlechten Phase lieber das Gewicht, anstatt nach dem »Jetzt-ist-alles-egal«-Motto zu leben und ganz aufzugeben.

Was Sie jetzt in jedem Fall benötigen, sind Verständnis, Liebe und Aufmunterung – und zwar von sich selbst! Das Letzte, was Sie gebrauchen können, sind Selbstzweifel oder Selbstgeißelung. Vermutlich ist irgendetwas vorher nicht glattgelaufen, was die schlechten Essenstage ausgelöst hat, also hören Sie auf, sich jetzt noch mehr aufzuladen, indem Sie sich vorwerfen, es schon wieder nicht geschafft zu haben! Das wäre eine schlechte Wahl. Eine sehr schlechte Wahl. Seien Sie so nett zu sich, wie Sie nur können, und ich verspreche Ihnen: umso schneller werden Sie aus diesem Kreislauf wieder herauskommen. Konzentrieren Sie sich auf die Gegenwart und darauf, was Sie heute Gutes für sich tun und was Sie Gesundes essen können. Lassen Sie Vergangenes hinter sich.

Die Gewichtsreduktion sollte aber bitte nicht zum Zentrum Ihres Lebens werden. Genießen Sie Ihren Alltag, konzentrieren Sie sich auf andere Lebensbereiche und lassen Sie das Abnehmen »nebenbei« laufen. Wenn nämlich der Weg schon zur Qual wird, werden Sie erstens niemals ins Ziel kommen, und zweitens, wie schon mehrfach erwähnt, gibt es gar kein Ziel, sondern nur eine Änderung Ihrer Gewohnheiten und Lebensweise! Der Spruch »Der Weg ist das Ziel« ist also wirklich wörtlich zu nehmen. Gestalten Sie Ihr neues Ess- und Sportverhalten so, dass Sie es dauerhaft durchhalten können. Sechs Mal Sport pro Woche ist utopisch, drei bis vier Mal Training pro Woche lässt sich jedoch auch dauerhaft durchhalten. Ihre Lieblingslebensmittel in Ihren Ernährungsplan einzubauen, ist vernünftig, nur Kohlsuppe zu essen absurd.

Holen Sie sich Unterstützung. Wir alle erleben Rückschläge, und genau dann ist der richtige Zeitpunkt, um sich Hilfe zu holen. Wenn alles klappt, lassen Sie es laufen, aber wenn die erste Hürde kommt, was dann? Überlegen Sie sich, wofür genau Sie Unterstützung brauchen und von wem: Brauchen Sie Hilfe für einen Ernährungsplan? Hilfe von einem Personal Trainer oder einer Sportgruppe? Oder möchten Sie sich einen Coach leisten? Könnte vielleicht auch ein Freund helfen? Wie viel Geld geben Sie für Kleider, Ausgehen oder Urlaub aus? Lohnt es sich da nicht auch, in Ihre

Gesundheit und Ihre persönliche Entwicklung zu investieren und sich Hilfe zu holen, wenn Sie sie brauchen?

Sichten Sie regelmäßig Ihre Ziele – und zwar in all Ihren Lebensbereichen. Stellen Sie sicher, dass Ihre Ziele erreichbar, spezifisch, zeitlich bestimmt und wichtig für Sie selbst sind. Wenn es ums Abnehmen geht, setzen Sie sich jedoch nicht die Gewichtsreduktion selbst zum Ziel, sondern nehmen Sie sich stattdessen eine gesunde Ernährung, mehr Sport und Ähnliches vor. Diese Dinge nämlich können Sie aktiv verbessern, während Ihr Gewicht ein Endresultat ist. Seien Sie nicht ungeduldig mit sich selbst, manchmal dauert es etwas länger als gedacht, aber solange Sie weiterhin Ihren Zielen folgen, werden Sie irgendwann auch Ihr Traumgewicht erreichen. Dann gilt es nur noch, Maßnahmen zu ergreifen, um sicherzustellen, dass Sie Ihr neues Gewicht auch dauerhaft halten können.

Führen Sie ein Erfolgstagebuch, in dem Sie all Ihre Höhen dokumentieren. Wann hat etwas gut funktioniert? Wann haben Sie, anstatt zu essen, eine andere Strategie gewählt? Welche Problembereiche konnten Sie lösen? Schreiben Sie jeden Tag mindestens einen bis drei Erfolge auf und lesen Sie im Falle eines Rückschlages Ihre Eintragungen. Das ist Motivation pur. Sie sehen dadurch, was Sie schon alles erreicht haben, und können den schlechten Tag nach seiner Verhältnismäßigkeit einordnen.

Die Sache mit dem Sättigungsgefühl

Manchmal erscheint es einfach unmöglich, mit dem Essen aufzuhören, obwohl wir schon längst satt sind. Sie haben das Signal »Stopp, es reicht mir« von Ihrem Körper erhalten, aber das Gericht vor Ihnen sieht einfach zu lecker aus, und es schmeckt immer noch so gut und überhaupt … Beobachten Sie sich zwei Wochen lang und schreiben Sie auf, wann diese Situationen eintreten. Essen Sie wirklich weiter, weil die Mahlzeit so gut schmeckt, oder stecken noch andere Beweggründe hinter Ihrem Verhalten? Eine Klientin von mir brachte es nach ein paar Sitzungen für sich selbst auf den Punkt: »Endlich einmal ein Bereich, in dem ich mich nicht kontrolliert verhalten muss, sondern in dem ich mich einfach gehenlassen kann!« Sie kennen meinen Ansatz schon: Ich fragte die Klientin, in welchen anderen Lebensbereichen sie das Gefühl hatte, perfekt sein zu müssen, und wir entwarfen einen Plan, wie sie sich von diesem Druck befreien konnte, um nicht alles im Essensbereich abzuladen. Welches Verhaltensmuster haben Sie? Was passiert, bevor Sie nicht mehr aufhören können zu essen? Natürlich, Essen schmeckt manchmal unfassbar gut, aber es lohnt sich nicht, wenn wir uns danach erst einmal mit Bauchschmerzen auf die Couch legen müssen. In diesem Kapitel geht es darum, typische Auslöser zu identifizieren und neue Lösungsstrategien zu finden.

Während meiner Arbeit als Coach sind mir folgende Phänomene häufig begegnet:

- »Ich kann nicht aufhören zu essen, weil ich das, was nach dem Essen kommt, nicht angehen möchte.« Dies ist eine Vermeidungstaktik. Sie wollen beispielsweise nicht zurück an Ihre Arbeit gehen, und Ihr Unterbewusstsein versucht Ihnen durch das Überessen mitzuteilen, dass Sie etwas nicht mehr tun möchten.
- Sie versuchen, mit dem Essen negative Gefühle herunter- bzw. wegzudrücken. Sie können nicht aufhören zu essen, weil Sie frustriert sind und nicht wissen, wie Sie diese Gefühle auf andere Weise aushalten können.
- Sie wollen sich mit dem Überessen selbst bestrafen. Das hört sich zunächst vielleicht etwas merkwürdig an, Sie werden aber erstaunt sein, wie viele Menschen dies (unbewusst) tun.
- Sie fühlen sich sehr nervös und hoffen, sich mit dem Essen zu beruhigen.
- Sie haben wirklich keine Ahnung, warum, aber es ist einfach so.
- Sie können nichts liegenlassen, weil Sie so erzogen worden sind. Egal welche Portion man Ihnen vorsetzt, Sie »müssen« auch als Erwachsener alles aufessen.
- Sie wollen sich wenigstens in diesem Bereich alles erlauben und sich gehenlassen dürfen.

Wenn Sie sich in der Aufzählung oben nicht wiederfinden, überlegen Sie selbst, was für Sie persönlich dahinterstecken könnte.

Lösungsstrategien:

- Beenden Sie jede Mahlzeit mit einer großen Tasse Tee. Das Getränk ist warm und »füllt« Sie. Wenn Sie mögen, fügen Sie etwas Zucker (max. 1 TL) oder Süßstoff hinzu. Gleichzeitig ist dies für Ihr Gehirn das Signal: »Jetzt ist die Mahlzeit beendet.«

- Trinken Sie vor einer Mahlzeit ein großes Glas Wasser oder essen Sie eine kalorienarme Suppe als Vorspeise. Beide Tricks füllen Ihren Magen, sodass Sie sich schneller komplett voll fühlen, ohne zu viele Kalorien zu sich genommen zu haben.

- Essen Sie etwas Süßes am Ende der Mahlzeit. Auch hier gilt wieder Klasse statt Masse, aber es ist etwas, auf das Sie sich freuen können. Außerdem hilft es Ihnen vielleicht, die Hauptmahlzeit eher zu beenden, weil Sie sich ja noch etwas gönnen, z. B. ein Stück Schokolade, zehn Gummibärchen etc.

- Lenken Sie sich nach einer Mahlzeit möglichst schnell mit einer angenehmen Aktivität ab, gehen Sie beispielsweise spazieren oder treffen Sie Bekannte auf einen Kaffee etc. So verbinden Sie das Ende einer Mahlzeit mit etwas Positivem, das Ihnen helfen kann, Messer und Gabel früher beiseitezulegen.

- Machen Sie sich klar, dass Sie jederzeit wieder etwas essen können, wenn Sie wirklich wollen. Dies ist nicht Ihre letzte Mahlzeit. Hören Sie lieber früher auf, und wenn Sie sich nach einer halben Stunde wirklich wieder hungrig fühlen, essen Sie etwas!

- Hören Sie auf, sich über kleine Dinge zu ärgern. Sich über die Maßen über winzige Sachen aufzuregen, bringt erstens nichts, und zweitens stresst es Sie so sehr, dass Sie es mit etwas – z.B. Essen – kompensieren müssen. Fragen Sie sich, ob dieses Ereignis in einer Woche noch von Bedeutung sein wird. In einem Monat? In einem Jahr? Lassen Sie nicht zu, dass andere Menschen oder ungünstige Situationen Macht über Ihr Essverhalten erlangen. Lohnt es sich immer noch, sich aufzuregen? Gehen Sie einmal um den Block und konzentrieren Sie sich auf Dinge, die Sie ändern können (lesen Sie hierzu auch das folgende Kapitel).

- Seien Sie nicht so hart zu sich selbst. Versuchen Sie einmal, einen ganzen Tag lang großzügig mit sich zu sein. Spüren Sie eine Veränderung?

- Denken Sie einmal logisch darüber nach, dass es nicht sinnvoll ist, jede Portion komplett aufzuessen, egal ob diese über die Maßen groß oder klein ist. Sie sollten nach Ihrem Hungergefühl entscheiden und nicht danach gehen, was Ihnen jemand auf den Teller gepackt hat, weil er es für eine normale Portion hält.

Die Kunst, sich nicht mehr über Kleinigkeiten aufzuregen

Eines meiner Lieblingsbücher heißt *Don't Sweat the Small Stuff*. Es ist ein Buch von Richard Carlson, das komplett dem Thema »Sich nicht über Kleinigkeiten aufregen« gewidmet ist – und es ist ein Bestseller, das heißt, es gibt sehr viele Menschen, die diesem Dilemma des Dramatisierens verfallen.[22] Gehören Sie auch dazu?

Ist Ihnen vielleicht ein Missgeschick passiert, oder war jemand unfreundlich zu Ihnen, und Sie könnten Stunden damit verbringen, sich über diese Situationen aufzuregen? Ist Ihr Tag dadurch besser oder schlechter geworden? Hat sich dadurch etwas an den Ereignissen geändert? Wie hat sich dies auf Ihr Essverhalten ausgewirkt? Was können Sie stattdessen tun? Werden Sie sich bewusst, dass es sich nicht lohnt, sich über Kleinigkeiten aufzuregen. Zudem wissen Sie ja noch gar nicht, welche Auswirkungen das vermeintliche Ärgernis haben könnte. Denken Sie immer daran, dass sich alles zum Positiven wenden kann.

Ich persönlich glaube nicht an Fehler, ich glaube nur an Lernerfahrungen. Ich glaube auch, dass alles einen Sinn hat und aus gutem Grund passiert – wir sehen den Sinn nur nicht sofort, manchmal dauert es eine Weile, bis wir verstehen, warum etwas »so« laufen musste und nicht anders. Wenn Sie diese Sichtweise für Ihr Leben übernehmen, machen Sie es sich leichter und werfen gleichzeitig jede Menge Stress über Bord. Ihr Leben muss nicht hart und anstrengend sein. Es ist so hart und so anstrengend, wie Sie es sich selbst machen! Nur wenige Situationen sind wirklich dramatisch! Die meisten Ereignisse wirken nur durch unsere Einstellung katastrophal, unsere Selbstgespräche und unsere Gedanken.

Das Gute daran ist, dass wir unsere Einstellung, unsere Selbstgespräche und Gedanken ändern können, und dass wir dadurch bestimmte Situationen als erträglich oder gar positiv wahrnehmen. Genau hier können Sie auch ansetzen, wenn es ums Abnehmen geht.

Folgendes Szenario: Ihr Chef ist nicht zufrieden mit dem Ergebnis Ihrer Arbeit. Sie denken: »Oh, mein Gott, das ist furchtbar, ich bin total schlecht!« Daraufhin fühlen Sie sich deprimiert und hoffnungslos. Als Reaktion darauf greifen Sie zur Tafel Schokolade, um die negativen Gefühle erträglicher zu machen. Sie fühlen sich kurzzeitig wieder ganz gut. Eine halbe Stunde später aber fühlen Sie sich noch schlechter als zuvor, weil Sie jetzt zu allem Überfluss auch noch viel zu viele Kalorien gegessen haben. Nun das folgende Szenario: Ihr Chef ist nicht zufrieden mit dem Ergebnis Ihrer Arbeit. Sie denken: »Na ja, das ist nicht großartig, aber ich kann nicht immer perfekt sein. Ich könnte meinen Chef morgen um ein Gespräch bitten, damit ich aus meinem Verhalten für die Zukunft lernen kann.« Daraufhin fühlen Sie sich zwar nicht großartig, aber auch nicht schlecht. Die Reaktion: Sie gestalten Ihren Tag einfach neutral weiter.

Was auch immer das Leben Ihnen bietet, Sie können damit umgehen! Anders ausgedrückt: Wenn das Leben dir Zitronen gibt, mach Limonade daraus! Oder: Wenn man dir Steine in den Weg legt, bau eine Treppe! Oder: Wenn sich eine Tür schließt, öffnet sich dafür eine andere. Es ist völlig unnötig und reine Zeitverschwendung, sich selbst fertigzumachen. Analysieren Sie kurz die Situation und fragen Sie sich dann: Was kann ich hieraus für die Zukunft lernen? Was will ich anders machen? Was fehlt mir momentan? Was will ich noch erreichen? Sehen Sie Ihr Leben nicht als Problem an, sondern als ein Abenteuer und als einen Weg, auf dem Sie jede Menge lernen können. Hören Sie in jedem Fall auf, sich über Kleinigkeiten aufzuregen oder sich darüber den Kopf zu zerbrechen.

Werden Sie selbst aktiv!

Führen Sie Ihre derzeitigen Probleme in einer Liste auf und stufen Sie die einzelnen Themen auf einer Skala von 1 bis 10 (1 = unwichtig, 10 = immens wichtig) je nach Wichtigkeit für Ihr gesamtes Leben ein:[23]

10 _____

 9 _____

 8 _____

7 _____

6 _____

5 _____

4 _____

3 _____

2 _____

1 _____

Ist es etwas, das Ihr Leben für lange Zeit gravierend beeinträchtigen wird, oder etwas, das in einem Jahr schon längst nicht mehr zählt?

Treffen Sie mit sich selbst eine Abmachung, dass Sie Zeit und Energie nur auf Themen verwenden, die auf Ihrer Skala eine Acht oder höher erreichen. Um sich über die anderen Dinge Gedanken oder Sorgen zu machen, sollte Ihnen Ihre Zeit und Energie zu schade sein. Für Themen, die eine Acht oder mehr erreichen: Denken Sie in Lösungen, nicht in Problemen. Wie können Sie das Ganze verbessern, ändern oder akzeptieren?

Wenn Sie sich nicht mehr über jede Kleinigkeit aufregen, werden Sie auch Ihrem Körper einen Gefallen tun: Eine Studie des Rush University Medical Centre in Chicago zeigt, dass Stress den Körper dazu veranlassen kann, Fett zu speichern.[24] Dies wird damit in Zusammenhang gebracht, dass Ihr Körper, wenn Sie sich gestresst fühlen, bestimmte Hormone ausschüttet, was dann wiederum ein Überessen wahrscheinlicher macht. Zudem verwertet unser Körper die Nahrungsmittel in Stressphasen langsamer, und die Fettverbrennung wird »runtergekurbelt«. Diese Fakten sollten doch jeden davon überzeugen, sich zu »entstressen«, finden Sie nicht auch?!

In welchen Bereichen meines Lebens fühle ich mich gestresst?

_____

Was kann ich ändern oder wie kann ich meine Einstellung ändern?

_____

Womit möchte ich aufhören?

_____

Womit möchte ich anfangen?

_____

Kümmern Sie sich um Ihr Äußeres!

Falls Sie sich über dieses Thema wundern: Auf sein Äußeres zu achten, hat nichts mit aktuellen Trends oder einer bestimmten Mode zu tun. Es bedeutet nur, dass Sie sich – für sich selbst – gepflegt präsentieren. Warum Ihnen dies dabei hilft, Gewicht zu verlieren? Sie senden Ihrem Unterbewusstsein die Nachricht, dass Sie es sich wert sind, gut auszusehen und in sich zu investieren, weil Sie sich selbst gut leiden mögen. Selbstverständlich kümmern Sie sich nicht erst um Ihr Aussehen, wenn Sie Ihr Wunschgewicht erreicht haben – fangen Sie genau jetzt damit an! Es ist sehr wichtig, dass Sie diesen Punkt beherzigen, denn welche Botschaft würden Sie sich andernfalls vermitteln? Dass Sie es erst dann wert sind, in Ihren Look zu investieren, wenn Sie dünn sind?!

Kleiden Sie sich, schminken Sie sich und pflegen Sie sich, als ob Sie Ihr Wunschgewicht schon erreicht hätten. Das bedeutet nicht, dass Sie sich in den hautengen Mini quetschen müssen, ein schöner schwarzer Rock tut es ebenso.

Was können Sie tun, um Ihr Aussehen zu optimieren? Beginnen Sie mit Ihrem Kleiderschrank: Misten Sie aus, was Sie schon seit mindestens einem Jahr nicht mehr angezogen haben. Kaufen Sie sich ein paar Basics, die Sie variieren können und die gut sitzen.

Für uns Frauen sind das beispielsweise

- eine weiße Bluse
- eine dunkle Jeans
- ein schöner Mantel für die Wintermonate
- ein Trenchcoat für Übergangszeiten
- ein schwarzer Rock, knielang oder länger
- zwei gut sitzende (ja, etwas, das Ihnen im Moment passt!) Business-Outfits wie Blazer und Hose; beides können Sie beliebig mit Jeans oder T-Shirts kombinieren, falls in Ihrer Firma kein Dress-Code besteht
- ein weißes und ein schwarzes T-Shirt, z. B. mit V-Ausschnitt
- ein Paar flache Ballerinaschuhe und ein Paar Pumps
- ein paar einfache, aber schöne Accessoires, z. B. einfarbige Schals, Ketten und Ohrringe

Für Männer sind das

- mindestens zwei gut sitzende Business-Anzüge
- dunkle Jeans
- gut sitzende T-Shirts
- eine sportliche Jacke
- ein klassischer Wintermantel
- eine Sonnenbrille, die Ihnen steht

Wenn Sie Basics besitzen, die Ihnen passen und die Sie jeden Tag anziehen und variieren können, werden Sie sich sofort viel besser fühlen. Sie geben sich Mühe, gut auszusehen, und senden das Signal »Ich gebe gut auf mich acht«. Dies wird auch positiv auf Ihr Essverhalten abfärben. Sie glauben mir nicht? Dann stellen Sie sich einmal das umgekehrte Szenario vor. Sie ziehen jeden Tag die Schlabberhose mit dem dunklen ausgeleierten Pullover an, um ja alle Ihre Körperformen zu verhüllen. Sie wollen sich erst gar nicht schminken, weil ja ohnehin schon alles verloren ist. So, und nun beschreiben Sie mir bitte, wie Sie sich fühlen. Schlecht, unattraktiv? Was kann oder soll eine solche Person essen? Geht Ihnen der Gedanke »Jetzt ist ohnehin alles egal« durch den Kopf? Ja, so geben Sie auch beim Essen nicht auf sich acht, essen nicht das, was Ihnen guttun würde, und hören nicht auf die Signale Ihres Körpers.

Haben Sie eine Freundin, die sich gut kleidet? Machen Sie ihr Komplimente, sagen Sie ihr, dass Sie ihren Stil mögen, und fragen Sie, ob diese Freundin mit Ihnen eine Shoppingtour machen würde. Noch einmal: Geben Sie Ihr Geld lieber für Basics statt für das tolle Kleid aus, das Sie nur bei besonderen Gelegenheiten anziehen können. Es muss auch überhaupt nicht teuer sein. Gehen Sie zu Modeketten, schauen Sie nach Angeboten in Kaufhäusern, kaufen Sie im Schlussverkauf, Hauptsache, die Kleidung passt Ihnen jetzt und nicht erst dann, wenn Sie zehn Kilo abgenommen haben! Ansonsten müssten Sie bis dahin Ihre alte Schlabberkleidung anziehen, und wir wissen ja mittlerweile, was das mit Ihrem Selbstbewusstsein anstellt.

Gehen Sie zu einem guten Friseur und fragen Sie nach einem Haarschnitt, den Sie auch einfach zu Hause stylen können. Auch hier schauen Sie sich am besten in Ihrem Freundeskreis um, vielleicht hat jemand Tipps für Sie. Die teuren Friseure sind nicht immer die besten. Ich persönlich bevorzuge oft Auszubildende, da diese sich viel Zeit nehmen, sich Mühe geben, Sie zufriedenzustellen, und einen niedrigeren Preis verlangen.

Für Sie, liebe Damen: Schminken. Ein gut geschminktes (nicht überschminktes!) Gesicht lässt Sie wacher aussehen, gibt Ihrer Haut einen schönen Ausdruck und betont Ihre Stärken, z. B. schöne Augen. Mein Tipp: Gehen Sie in eines der großen Kaufhäuser, die oft große Schminkabteilungen haben. Fragen Sie nach einer Schminkberatung, lassen Sie sich professionell schminken und kaufen Sie dafür eines der Produkte (z. B. eine gute Grundierung). Geben Sie dabei genau acht und nehmen Sie am besten eine Freundin mit, die die einzelnen Schritte notiert. Keine Angst, Sie müssen nicht alle Produkte vor Ort kaufen. Sie können danach auch in eine Billig-Drogerie um die Ecke gehen und sich, während Sie noch geschminkt sind, die entsprechenden Töne aussuchen. Es lohnt sich schon deshalb nicht, allzu teure Produkte zu kaufen, da z. B. Wimperntusche alle zwei, drei Monate ausgewechselt werden sollte, um Augeninfektionen zu vermeiden. Misten Sie also auch bei Ihren Beautyprodukten zu Hause regelmäßig aus.

Gönnen Sie sich ab und zu eine Massage oder eine Gesichtsbehandlung, um Ihrem Unterbewusstsein zu signalisieren: »Ich pflege mich, ich bin gut zu mir.« Auch hierfür müssen Sie nicht viel Geld ausgeben. Es gibt jede Menge Beautyschulen, an denen Auszubildende noch üben, sich aber viel Mühe geben, und wo Sie eine hervorragende Behandlung für die Hälfte des sonst üblichen Preises bekommen. Am besten suchen Sie sich im Internet eine entsprechende Schule in Ihrer Nähe.

Sie können auch zu Hause Beautybehandlungen anwenden, z. B. einmal die Woche ein Peeling durchführen und eine Maske auflegen. Zünden Sie dabei Kerzen an, machen Sie sich eine Tasse Tee, legen Sie Ihre Lieblingsmusik auf und feiern Sie sich! Stellen Sie sicher, dass all Ihre täglichen Pflegeprodukte optimal zu Ihrer Haut passen, fragen Sie bei Bedarf eine Kosmetikerin, welcher Hauttyp Sie sind.

Pflegen Sie Ihre Nägel, gönnen Sie sich alle zwei Monate eine professionelle Maniküre, kaufen Sie sich guten Nagellack und experimentieren Sie mit Farben. Verfahren Sie genauso mit Ihren Füßen, verwenden Sie einen schönen Nagellack und pflegen Sie sie. Es ist nur eine kleine Investition – aber es wird Ihr Wohlbefinden steigern.

Ich habe Ihnen in diesem Kapitel bereits günstige Alternativen genannt. Sie können viele der oben genannten Dinge auch zu Hause durchführen und dabei noch mehr Geld sparen. Schauen Sie auch, in welchen anderen Lebensbereichen Sie vielleicht zu viel Geld ausgeben. Müssen es am Wochenende immer drei teure Cocktails sein oder können

Sie mit dem Freund/der Freundin auch zu Hause »vorglühen«? Wofür geben Sie das meiste Geld aus – für Kleidung, die Sie nie tragen, oder einen teuren Urlaub? Wie auch immer, die alltägliche Investition in Ihr Aussehen und Wohlbefinden sollte für Sie Priorität haben.

Wenn ich erst einmal schlank bin, dann …

Ich habe sehr viele KlientInnen, die in meine Coaching-Praxis kommen und behaupten, wenn sie ihr Traumgewicht endlich erreicht haben, wird alles perfekt sein. Ihr ganzes Leben wird sich durch die Gewichtsabnahme sozusagen wie von Zauberhand verändern. Bei jedem Diätversuch werden die Tage gezählt, bis der strenge Essensplan endlich wieder vorbei ist. Und dann? Was glauben Sie, was dann passiert? Der Tag, an dem alles zu Ende ist und das perfekte Leben starten kann, wird niemals kommen. Ich weiß, das hört sich brutal an, aber ich möchte ehrlich zu Ihnen sein (im Gegensatz zur Geldmaschine Diätindustrie). Die meisten aller Abnehmwilligen können nach einer strengen Diät ihr Gewicht nicht dauerhaft halten und wiegen am Ende meist noch mehr als zuvor. Zudem wurden die Auslöser des alten Essverhaltens während der Diät nicht angegangen und deswegen auch nicht beseitigt. Warum das Ganze nicht einmal vom anderen Ende her angehen? Warum nicht erst einmal

Ihren Lebensstil ändern, jetzt? Wer sagt, dass Ihr Leben nur in einer schlanken Version etwas wert ist?

Setzen Sie sich einen Augenblick hin, nehmen Sie ein Blatt Papier und einen Stift und überlegen Sie sich, wie Ihr Leben aussehen sollte – das perfekte Leben, das Sie sich nur erlauben könnten, wenn Sie Größe 36 oder 38 tragen. Was würden Sie anziehen? Mit wem würden Sie Ihre Zeit verbringen? Was würden Sie beruflich machen? Welches Hobby hätten Sie? Wie oft würden Sie Sport treiben? Fordern Sie sich nun selbst heraus: Versuchen Sie, genau dieses Leben von dieser Minute an zu leben. Genau jetzt. Warten Sie nicht auf Ihr perfektes Gewicht, sondern leben Sie es jetzt! Trauen Sie sich! Sie können auch einfach so tun, als ob Sie Ihr Gewicht schon erreicht hätten, wichtig ist nur, dass Sie das ersehnte Leben von diesem Augenblick an leben. Welche Veränderungen möchten Sie vornehmen? Vielleicht können Sie nicht alles sofort umsetzen, aber Sie können mit kleinen Dingen beginnen. Wenn Sie beispielsweise sagen: »Ich würde gerne Jeans anziehen«, dann gehen Sie sofort los und kaufen sich die bestsitzende Jeans, die Sie bekommen können. Sie wollen Ihren Job wechseln? Überlegen Sie, welche Optionen Sie haben. Sie würden gerne einen Marathon laufen? Fangen Sie in diesem Moment mit Walken im Park an und arbeiten Sie auf den Halbmarathon hin. Verstehen Sie, was ich meine? Es wird nie perfekt sein, wenn Sie nicht sofort anfangen, kleine Verbesserungen vorzunehmen. Rom wurde auch nicht an einem Tag erbaut!

Werden Sie selbst aktiv!

Beenden Sie folgende Sätze:

Wenn ich mein perfektes Gewicht hätte, würde ich ...

... Folgendes anziehen:

... mich mit diesen Menschen umgeben:

... folgendes Problem lösen/angehen:

... Folgendes verbessern:

... Folgendes ändern:

... so viele Minuten pro Woche Sport treiben:

... den Kontakt mit folgender Person beenden:

... Folgendes beenden:

... Folgendes anfangen:

_____

... in folgendes Land/in folgende Stadt ziehen:

_____

... mir folgenden Partner wünschen:

_____

...

_____

...

_____

...

_____

Das Leben entgiften

Werden Sie alles los, was Sie nicht länger brauchen, was Ihnen nicht guttut oder aus dem Sie einfach herausgewachsen sind. Wir verändern uns, und deshalb sollten wir auch regelmäßig einen Blick auf unsere Lebensbereiche werfen und sehen, was uns noch »passt« und was nicht.

Welche Lebensbereiche könnten Sie angehen? Fangen Sie doch mit etwas Einfachem wie z. B. Ihrem Haus an. Damit meine ich nicht etwa einen Hausputz, sondern ein regelrechtes »Ausmisten«. Übernehmen Sie sich nicht, aber reservieren Sie beispielsweise zwei Stunden pro Woche dafür und beginnen Sie damit, Ihren Kleiderschrank, das Bücherregal und ähnliche Brandherde durchzugehen. Zu viel Ramsch nimmt Ihnen nur ein gutes Lebensgefühl und belastet Sie. Trennen Sie sich von Altem! Wenn die Dinge noch in einem guten Zustand sind, spenden Sie sie oder geben Sie sie Freunden. Brauchen Sie wirklich zehn Kochtöpfe, drei Geschirr-Sets, oder »müllen« Sie damit nur Ihre Küche zu? Merkwürdigerweise kann das Loslassen von Gegenständen Ihnen sogar beim Abnehmen helfen. Wie das? Ganz einfach: Indem Sie Ihr Leben entgiften, sich vom Übermaß trennen und den Blick auf Ihr schönes Zuhause wieder genießen können, fühlen Sie sich besser und befreiter. Genau dieses Gefühl kann dann auch auf Ihr Essverhalten abfärben. Warum zu viel von allem haben? Qualität statt Quantität. Wenn Sie all Ihre Lebensbereiche nach dieser Systematik entgiften, signalisieren Sie Ihrem Unterbewusstsein, dass Sie sich selbst wichtig nehmen und Ihre Bedürfnisse befriedigen.

Nachdem Sie mit Ihrer Wohnung einen relativ einfachen Bereich angegangen sind, widmen Sie sich anschließend den etwas schwierigeren Gewässern. Wie sieht es mit Ihrem Freundeskreis aus? Welche Menschen tun Ihnen gut? Welche rauben Ihnen Ihre Energie und geben wenig zurück?

Mit wem verbringen Sie gerne Ihre Zeit, und welche Termine sind Pflichtveranstaltungen? Wer vergibt Ihnen schnell, wenn Sie einmal einen Fehler gemacht haben? Wer gibt Ihnen oft ein schlechtes Gefühl? Auf wen können Sie sich verlassen? Was erwarten Sie von einer Freundschaft?

Sie müssen jetzt niemanden anrufen und sagen, dass Sie nichts mehr mit ihm zu tun haben wollen. Investieren Sie von nun an einfach mehr Zeit in das Zusammensein mit Menschen, die Ihnen guttun, und sehr viel weniger in das mit den anderen. Wenn Sie eine Freundschaft grundsätzlich schätzen, aber sich in letzter Zeit nicht gut behandelt fühlten, sprechen Sie Ihre Freundin/Ihren Freund darauf an. Ansonsten sollte es sich mit einer Freundschaft wie mit einer Beziehung verhalten: Treffen Sie sich regelmäßig, unternehmen Sie gemeinsam schöne Dinge, zeigen Sie sich am Leben der anderen interessiert (denken Sie z. B. an deren Vorstellungsgespräche, wichtige Arzttermine oder Ähnliches) und lassen Sie Ihre Freunde wissen, dass Sie für sie da sind. Überlegen Sie sich auch, wie Sie neue Menschen kennenlernen können, fangen Sie z. B. ein neues Hobby an.

Ein ganz wichtiger Punkt: Entgiften Sie Ihr Denken. Hören Sie damit auf, sich selbst fertigzumachen. Arbeiten Sie an Ihren Stärken, anstatt ständig Ihre Schwächen ausbügeln zu wollen. Lernen Sie aus Ihrer Vergangenheit und Ihren Fehlern, anstatt sich aufzuregen und zu grämen. Erlauben Sie sich, Fehler zu machen! Und lassen Sie los! Genauso sollten Sie es mit der Zukunft halten: Anstatt sich graue Haare wachsen zu lassen und sich ständig zu sorgen, glauben Sie daran, dass alles gut wird, und freuen Sie sich auf das, was vor Ihnen liegt. Bezogen auf die Gegenwart: Versuchen Sie, mehr im Moment zu leben und sich auf die Dinge zu konzentrieren, die Sie im Augenblick tun. In diesem Bereich müssen Sie genauso aktiv werden wie bei der Entrümpelung einer Wohnung. Beobachten Sie Ihre Gedanken. Machen Sie sich Notizen, schreiben Sie auf, was Sie verbessern wollen, und protokollieren Sie Ihren Fortschritt in einem Tagebuch.

Wenden Sie die Entgiftungsstrategie auch auf Ihre anderen Lebensbereiche wie Familie, Beruf oder Fitness an. Womit wollen Sie aufhören, womit wollen Sie anfangen? Ihr Lebensgefühl wird sich mit jedem Schritt in die richtige Richtung verbessern. Letztendlich wird sich auch Ihr Essverhalten optimieren, weil Sie vielen Problemen, die zum Überessen geführt haben, durch die Entrümpelung Ihres Lebens die Bedeutung nehmen.

Werden Sie selbst aktiv!

Entgiften und entrümpeln Sie Ihr Leben:

- Ihren Haushalt (Kleiderschrank, Bücherregal, Dokumente und Unterlagen, die Küche, das Bad, Kosmetika etc.)

- Ihren Freundeskreis (Was erwarten Sie von einer Freundschaft, und wer erfüllt diese Kriterien?)
- Ihre Gedanken und Einstellungen (Welche Denkmuster wollen Sie ablegen?)
- Ihre Familie (Mit wem wollen Sie das Gespräch suchen, mit wem im Moment den Kontakt reduzieren?)
- Ihren Beruf und Ihre Karriere (Was läuft gut, was nicht? Was können Sie ändern, verbessern, entgiften?)
- Ihre Fitness und Gesundheit (Wie wollen Sie entgiften – z. B. das Rauchen aufgeben, weniger Alkohol trinken? Was wollen Sie häufiger tun?)

Gutes tun!

Sie werden kein besserer Mensch, nur weil Sie abnehmen. Sie werden aber definitiv ein besserer Mensch, indem Sie Gutes tun! Warum Sie sich überhaupt mit dieser Strategie auseinandersetzen sollten? Ich weiß, Ihr Ziel ist es abzunehmen, aber lassen Sie sich überraschen, wie Ihnen dieser Aspekt dabei helfen kann. Wenn Sie mit sich im Reinen sind, also die beste Version Ihrer selbst sind, und versuchen, in vollen Zügen zu leben und sich dabei auch noch um andere zu kümmern, nehmen Sie zum einen dem großen Thema Diät seine immense derzeitige Bedeutung (es gibt noch Wichtigeres im Leben!), zum anderen werden Sie sich gleichzeitig viel besser fühlen. Studien haben gezeigt, dass wir mit dem Versuch, anderen zu helfen, auch uns selbst positive Emotionen schenken.[25] Auf diese Weise werden Sie abnehmen, ohne es zu merken – weil Sie nicht mehr nur für Ihre Diät leben, aber auch weil Sie sich selbst glücklicher machen. Wenn es uns gut geht, erscheinen alle Stressfaktoren, die Sie sonst zum Überessen animiert haben, nicht mehr so wichtig.

Wie können Sie Gutes tun? Fangen Sie damit an, ein guter Zuhörer zu werden. Haben Sie jemals bemerkt, wie nervig es sein kann, wenn Ihnen jemand eine Frage stellt, aber an Ihrer Antwort gar nicht mehr interessiert ist, wenn jemand nur über sich selbst redet oder von einem Thema zum nächsten springt, bevor Sie überhaupt etwas anmerken konnten? Versuchen Sie, selbst nicht so zu sein. Viele Menschen fühlen sich von guten Zuhörern angezogen. Gleichzeitig geben Sie ja anderen etwas Gutes: Sie schenken einem Menschen Ihre Aufmerksamkeit. Ihr Gegenüber fühlt sich ernst genommen und respektvoll behandelt. Könnten Sie jemandem ein besseres Gefühl geben?!

Erinnern Sie sich an kleine Dinge, die für den anderen Menschen wichtig sind. Hierbei geht es nicht um Geburtstage – obwohl es natürlich schön ist, wenn Sie wissen, wann der Ehrentag eines lieben Menschen ist –, sondern vielmehr erneut ums Zuhören. Wann hat Ihre Freundin diesen wichtigen Termin? Wann wird das Gespräch mit ihrem Chef stattfinden, über das sie sich schon seit Wochen den Kopf zerbricht? Lassen Sie andere wissen, dass Sie an sie denken, oft reicht schon eine kurze SMS aus.

Seien Sie für liebe Menschen in Ihrem Leben dankbar und zeigen Sie diesen Ihre Dankbarkeit. Stellen Sie sicher, dass Sie andere Menschen wissen lassen, wie sehr Sie sie schätzen, und dass es nicht selbstverständlich ist, dass andere Personen Ihnen ihre Zeit und Energie geben. Paradoxerweise behandeln wir oft die Menschen, die uns am nächsten stehen, am schlechtesten. Wir begegnen ihnen nur mit wenig Sorgfalt und Liebe, werden schnell ungeduldig und reagieren genervt. Tappen Sie nicht in diese Falle! Überlegen Sie sich jeden Tag, wie Sie einem Menschen Ihre Dankbarkeit zeigen können.

Behandeln Sie auch Menschen, die Sie nicht persönlich kennen, mit Respekt. Stehen Sie auf, wenn in öffentlichen Verkehrsmitteln jemand einen Sitzplatz dringender braucht als Sie. Teilen Sie Ihren Schirm mit jemandem, der an einer Bushaltestelle ohne Regenschutz neben Ihnen steht. Lassen Sie in der Schlange im Supermarkt der Mutter mit dem weinenden Kind den Vortritt. Fragen Sie den Zeitungsverkäufer, wie es ihm geht – alles kleine Dinge, die anderen Menschen den Tag etwas aufhellen und gleichzeitig auch Ihnen jede Menge positiver Gefühle schenken.

Schenken Sie den Menschen, die Sie mögen, nicht nur an Geburtstagen, sondern öfter einmal eine Kleinigkeit. Es muss nichts Großes sein, z.B. eine Frühlingsblume für die Kollegin, eine Karte für die kranke Bäckerin, einen Zeitungsartikel, der die beste Freundin interessieren könnte. Sie zeigen damit, dass Sie sich um andere Menschen kümmern und über den eigenen Tellerrand schauen.

Seien Sie verlässlich und halten Sie Ihr Wort. Versprechen Sie wiederum nichts, was Sie nicht einhalten können. Seien Sie die Person, auf die man zählen kann. Lassen Sie sich aber gleichzeitig nicht ausnutzen. Es ist ein Geben und Nehmen, ein Balance-Halten und die Festlegung der eigenen Grenzen!

Reden Sie nicht schlecht über andere Menschen. Wenn Sie etwas wirklich stört, sprechen Sie die Person direkt an. Menschen denken nicht gut über Sie, wenn Sie über andere lästern, auch wenn es für den Moment vielleicht unterhaltsam ist, denn wie kann Ihr Gegenüber wissen, dass Sie mit ihm nicht das Gleiche tun, sobald er den Raum verlässt? Akzeptieren Sie, dass andere Personen anders ticken, handeln und denken als Sie. Vergeben Sie! Stehen Sie für andere Menschen ein, die schlecht behandelt werden.

Lassen Sie Ihre schlechte Laune nicht an Ihren Mitmenschen aus. Bleiben Sie fair. Besonders Ihre Lieben sollten nicht ständig darunter leiden, dass Sie einen schlechten Tag hatten oder jemand Sie geärgert hat. Machen Sie jedoch genau das Gegenteil, wenn Sie gut gelaunt sind. Teilen Sie mit anderen Menschen Ihre positiven Emotionen. Gute Laune ist ansteckend, und mit Optimisten möchte man gerne seine Zeit verbringen. Versuchen Sie, mehr über die Dinge zu reden, die gut bei Ihnen laufen – ohne anzugeben oder Ihr Gegenüber kleinzumachen –, und sprechen Sie nicht ständig davon, was nicht läuft oder besser laufen könnte. Haben Sie schon einmal vom Gesetz der Anziehung gehört? Positives zieht Positives an, Negatives Negatives. Probieren Sie es einmal eine Woche lang aus, Sie werden erstaunt sein.

Unterstützung von Experten – Coaching

Eine Studie, die 2009 im *New England Journal of Medicine* publiziert worden ist, zeigt, dass Menschen, die während ihres Abnehmprojektes Unterstützung bekamen, mehr Erfolg hatten als Personen ohne Unterstützung.[26] Unterstützung ist meiner Meinung nach einer der wichtigsten Aspekte beim Abnehmen. Warum? Jeder kommt einmal an einen Punkt, an dem es scheinbar nicht weitergeht. Jeder hat Rückschläge. Wir brauchen Motivation und Unterstützung, um unsere Ziele zu erreichen und über die nächste Hürde zu kommen. Eine solche Unterstützung holen wir uns in so vielen Bereichen, nur wenn es ums Abnehmen geht, versuchen viele es immer wieder im Alleingang.

Warum Coaching Ihnen helfen könnte? Die meisten Methoden und Übungen, die ich Ihnen in diesem Buch bisher vorgestellt habe, kommen aus dem Bereich des Coachings. Ein Coach kann Menschen, bei denen keine schweren psychologischen Probleme vorliegen, helfen, ihre Ziele schneller, effektiver und nachhaltiger zu erreichen. Ein Coach kann helfen, Ihre Verhaltensmuster zu erkennen und zu verändern, was Ihnen langfristig den gewünschten Erfolg bringen kann. Versuchen Sie, einen Coach zu finden, der sich auf das Thema Abnehmen spezialisiert hat. Der Coach, den Sie sich aussuchen, sollte eine professionelle Coaching-Ausbildung vorweisen sowie vertiefende Kenntnisse aus dem Bereich Sport und Ernährung mitbringen. Sie können Face-to-face-Sitzungen wählen, sich aber auch übers Telefon coachen lassen. Warum die beste Freundin nicht auch helfen könnte? Sie verfügt weder über das Hintergrundwissen noch die Techniken, die Sie für eine wirklich professionelle Unterstützung brauchen. Ein Coach ist ganz für Sie da, und es geht nur um Ihre Bedürfnisse. Zudem findet Coaching schon lange nicht mehr nur in Chefetagen oder im Berufsalltag statt. Probieren Sie es aus, aber stellen Sie sicher, dass Sie zunächst mit verschiedenen Coaches Kontakt aufnehmen, bis Sie das Gefühl haben, dass die Chemie stimmt.

Resümee: Glücklich werden

Welche der bisher vorgestellten Strategien passt zu Ihnen? Welche möchten Sie anwenden? Wo sehen Sie die Themen, die es für Sie zu lösen gilt, um erfolgreich und dauerhaft abzunehmen? In diesem Kapitel fasse ich die Strategien zusammen. Bitte wählen Sie mindestens fünf Strategien davon aus, die Sie in den nächsten vier Wochen anwenden wollen.

Übersicht der Strategien

Ich konzentriere mich auf eine Ausgewogenheit in meinen Lebensbereichen.

Folgende zwei bisher vernachlässigte Lebensbereiche möchte ich in den nächsten Monaten verbessern:

_____

Meine Ziele in diesen zwei Lebensbereichen sind:

_____

_____

Generell versuche ich mein Leben in Balance anstatt in Extremen zu leben.

Folgende zwei Aspekte möchte ich verbessern:

_____

_____

Ich praktiziere Dankbarkeit in meinem Alltag.

Ich bin dankbar für:

_____

Ich erinnere mich jeden Tag an alle Dinge, für die ich dankbar bin, indem ich:

_____

Ich sage folgenden Menschen, wie dankbar ich bin, sie in meinem Leben zu haben:

_____

_____

Ich sehe meine negativen Stimmungen als das, was sie sind: eine vorübergehende Laune.
Ich möchte die folgenden negativen Stimmungen nicht überbewerten:

_____

Ich habe folgende negative Situationen erlebt und konnte folgende positive Gesichtspunkte entdecken:

_____

Ich bin mir im Klaren darüber, wie häufig ich mich wiegen möchte.
Die beste Strategie für mich ist, mich ... pro ... zu wiegen, weil:

_____

_____

Ich werde mir über meine inneren Konflikte bewusst.
Ich bin mir über die folgenden bestimmten Themen (also inneren Konflikte) bewusst geworden:

_____

Ich unternehme folgende Dinge, um diese Themen in den Griff zu bekommen:

_____

_____

Ich mache regelmäßige Pausen, um meine Energiereserven aufzutanken.
Ich mache folgende kleine und größere Pausen während eines Tages:

_____

Ich habe insgesamt mindestens ... Pausen während eines Tages.

_____

Ich nehme mir folgenden Tag/folgende Tage pro Woche frei:

_____

Ich gönne mir ... Wochen Urlaub pro Jahr.

_____

Ich brauche eine Pause in folgendem Lebensbereich:

_____

Ich nehme mir diese Pause, indem ich:

_____

_____

Ich kümmere mich weniger um die Meinung anderer Menschen.
Ich möchte mich nicht mehr mit der Meinung folgender Personen auseinandersetzen:

_____

Ich möchte in folgenden Situationen mehr auf meine eigene Intuition und Meinung hören:

_____

_____

Ich möchte mich mehr auf die positiven Dinge in meinem Leben konzentrieren und die Verbesserungen sehen.
Folgende Dinge habe ich in den letzten Wochen erreicht:

_____

Ich feiere auch kleinere Fortschritte, indem ich:

_____

Ich nehme Abschied von falschen Vorbildern.
Ich versuche mich nicht mit anderen zu vergleichen.
Stattdessen fokussiere ich meine individuellen Stärken
und Vorzüge. Folgende Aspekte schätze ich an mir:

_____

_____

**Ich wähle entweder eine Veränderung oder höre auf,
mich zu beschweren.**
Folgende Dinge möchte ich in meinem Leben ändern:

_____

_____

Ich möchte aufhören, mich über folgende Dinge zu beschweren, und akzeptiere, dass dieser Weg für mich momentan die beste Lösung darstellt:

_____

_____

Ich nehme mein Glück selbst in die Hand.
Folgende Dinge möchte ich ändern:

_____

_____

Ich versuche eine positive Einstellung für meine Vergangenheit zu entwickeln.

Ich unternehme Folgendes, um die Zufriedenheit mit meinem vergangenen Leben zu steigern:

_____

_____

Ich versuche eine positive Einstellung für meine Zukunft zu entwickeln.

Ich unternehme Folgendes, um die Zufriedenheit mit meinem Leben in der Zukunft zu steigern:

_____

_____

Ich versuche eine positive Einstellung für meine Gegenwart zu entwickeln.

Ich unternehme Folgendes, um die Zufriedenheit mit meinem Leben in der Gegenwart zu steigern:

_____

_____

Ich nähre mein Selbstbewusstsein von innen heraus.
Ich unternehme Folgendes, um mein Selbstbewusstsein – unabhängig von anderen – zu steigern:

Wenn ich das Gefühl habe, ich werde zu viel essen, ändere ich meine Denkmuster und meine Handlungen,
indem ich Folgendes tue:

In den folgenden, für mich schwierigen Situationen bin ich achtsam:

Nach einem Rückfall versuche ich, schnell wieder zu guten Essgewohnheiten zurückzufinden.
Nach einem Rückfall mache ich Folgendes:

Ich reduziere die Dauer und das Ausmaß »schlechter« Mahlzeiten/Essenstage, indem ich:

Ich trainiere und höre auf mein Sättigungsgefühl.

Wenn ich mich angenehm satt fühle, versuche ich, mit dem Essen aufzuhören, indem ich:

_____

Im Anschluss an eine Mahlzeit unternehme ich Folgendes:

_____

_____

Ich rege mich nicht mehr über Kleinigkeiten auf.

In den folgenden Situationen möchte ich ruhiger bleiben:

_____

Ich bin mir bewusst, was im Leben wirklich zählt:

_____

_____

Ich kümmere mich um mein Aussehen.

Ich pflege mich folgendermaßen:

_____

Ich bitte folgende Person, mir bei meinem neuen Aussehen zu helfen (z. B. durch den Einkauf von Basics):

_____

_____

**Ich lebe mein Leben jetzt und warte nicht auf den Tag,
an dem ich mein Traumgewicht erreicht habe.**
Folgende Dinge möchte ich **jetzt** tun:

_____

Dies sind meine Träume und Pläne:

_____

_____

Ich entgifte mein Leben.
Ich lasse Folgendes los:

_____

_____

Ich tue Gutes.
Folgende Dinge möchte ich für andere tun:

_____

_____

**Ich überlege mir, ob ich mir professionelle Unterstüt-
zung suche.**
Folgende Experten könnten mir helfen:

_____

_____

Werden Sie selbst aktiv!

Dies sind momentan meine Lieblingsstrategien, die ich in den nächsten vier Wochen ausprobieren werde:

1. _____

2. _____

3. _____

4. _____

5. _____

_____

Reflexion nach vier Wochen: Was hat gut funktioniert? Welche Strategie möchte ich dauerhaft beibehalten? Welche neue Strategie möchte ich dazunehmen?

Ernährung

In diesem Teil des Buches werde ich Ihnen neue und altbewährte Erkenntnisse auf dem Gebiet der Ernährung vorstellen, die Ihnen beim Abnehmen helfen. Sie können selbst auswählen, welche Strategien Ihnen liegen und welche Sie ausprobieren möchten.

Es ist sehr wichtig, dass Sie – gerade in puncto Essen – Ihren eigenen Weg zur Gewichtsreduzierung finden. Probieren Sie aus, was bei Ihnen funktioniert. Ihre beste Freundin hatte Erfolg mit einer reinen Protein-Diät? Schön, versuchen Sie deswegen aber bitte nicht, den gleichen Weg zu gehen. Sie sind von der neuesten Crash-Diät in einer Frauenzeitschrift beeindruckt? Lassen Sie sich nicht von unrealistischen Versprechungen blenden. Noch einmal: Stellen Sie sich Ihren eigenen Plan aus verschiedenen Strategien zusammen, die zu Ihnen passen!

Ich persönlich beispielsweise habe kein Problem damit, Pasta, Kartoffeln und Reis zu reduzieren, will mir aber jemand mein Weißbrot streichen, gehe ich auf die Barrikaden. In vielen Diäten wird dazu geraten, alles Stärkehaltige bzw. Kohlenhydrate generell zu streichen. Was für ein Unsinn. Nehmen wir einmal an, ich würde diesen Rat eine Woche lang strikt befolgen. Was, meinen Sie, würde nach dieser Woche geschehen? Toastbrot, Baguette & Co, wohin das Auge blickt! Während ich beispielsweise auch ohne größere Probleme die Größe meiner Portionen reduzieren kann, würde eine gute Freundin von mir dabei schier durchdrehen. Dafür kann sie wiederum auf Süßigkeiten verzichten, was bei mir undenkbar wäre usw. Sie sehen, worauf ich hinaus will: Individualismus ist der Schlüssel.

Zudem ist es hilfreich, wenn Sie neben einer Gewichtsabnahme auch noch andere Motivatoren für eine gesündere Ernährung finden. Je mehr Gründe für Sie existieren, auf sich achtzugeben, umso einfacher wird es sein, Ihr Verhalten zu ändern. Um auf dem richtigen Weg zu bleiben, könnten Aspekte wie der Wunsch nach mehr Energie, einer besseren Haut, die Gesundheitsvorsorge, der Wunsch, mit den Kindern/Enkelkindern rumzutoben, ein Vorbild zu sein oder seltener unter Stimmungsschwankungen zu leiden, eine Rolle spielen. Zudem wird es vielleicht Tage geben, an denen Sie so genervt und gestresst sind, dass es Ihnen egal ist, ob Sie nun ab- oder zunehmen, Ihre Gesundheit jedoch ist Ihnen auch an diesen Tagen vermutlich nicht gleichgültig.

Hier finden Sie einige gute Gründe für eine gesunde Ernährung:

- Sie können Ihr Immunsystem auf Vordermann bringen und Erkältungen vorbeugen. Stellen Sie sicher, dass Sie genügend Zink, Vitamin B_6 und Vitamin C zu sich nehmen. Für die Aufnahme von Zink eignen sich Fisch, rotes Fleisch und Geflügel. Eier haben viel Vitamin B_6 und Gemüse und Obst (besonders Kiwi) sind gute Vitamin-C-Quellen. Nur ein paar Vitaminpillen zu schlucken, ist kein dauerhafter Ersatz für Lebensmittel, zudem machen diese nicht satt.

- Wenn Sie weniger Zucker und weniger Fett und Weiß-mehlprodukte essen, haben Sie mehr Energie und fühlen sich nach dem Essen weniger müde.
- Wenn Sie gesunde Nahrungsmittel essen und viel Wasser trinken, verbessert sich Ihr Hautbild.
- Bis zu einem gewissen Grad können Sie auch verschiedenen Krankheiten vorbeugen, z.B. Diabetes, manchen Krebsarten oder Herz-Kreislauf-Erkrankungen.
- Sie möchten ein Vorbild für Ihre Kinder, Ihren Partner und Ihre Mitmenschen sein.
- Sie möchten sich fitter fühlen, um bestimmte Aktivitäten durchführen zu können.
- Sie wollen Ihrem Unterbewusstsein vermitteln, dass Sie gut auf sich aufpassen, und somit Ihr Selbstbewusstsein steigern.

Werden Sie selbst aktiv!

Meine Motivatoren:
Aus welchen Gründen – außer dem Abnehmen – lohnt es sich für mich, meine Ernährung umzustellen?

_____

_____

_____

Welcher Ernährungstyp sind Sie?

Werfen Sie einen Blick auf die Essgewohnheiten Ihrer Freunde, Ihrer Familie oder Ihrer Bekannten. Haben Sie schon einmal bemerkt, wie unterschiedlich jeder von ihnen **ist** und **isst?** Meine Arbeit als Coach hat mir gezeigt, dass es eben nicht nur einen Ernährungstyp gibt, sondern wir alle ganz verschiedene Bedürfnisse, Gelüste und Wünsche haben. Im Folgenden stelle ich eine Liste der häufigsten Typen vor – es kann auch sein, dass Sie eine Mischung aus mehreren Typen sind.

Warum es Ihnen helfen kann, Ihren Ernährungstyp zu kennen? In einer Studie, die 2009 im *New England Journal of Medicine* veröffentlicht worden ist, hat sich gezeigt, dass diejenigen Abnehmwilligen am erfolgreichsten sind, deren Diäten ihrem sonstigen Essverhalten so ähnlich wie möglich gestaltet waren.[27] Wenn Sie beispielsweise jemand sind, der drei feste Mahlzeiten am Tag braucht, und ich Ihnen rate, stattdessen acht kleine Snacks zu essen, würden Sie vermutlich durchdrehen – und wenn Sie ein »Snack-Typ« sind und laut Ihrem Diätplan nur alle sechs Stunden etwas essen sollten, würde das Gleiche passieren. Diese Überlegungen erscheinen vor allem dann sinnvoll, wenn wir uns bewusst werden, dass es letztendlich um eine langfristige Ernährungsumstellung und eben nicht um eine einmalige Diät geht, Sie Ihr neues Gewicht also dauerhaft halten möchten.

Wenn Sie sich möglichst eng an Ihren Neigungen orientieren, ist es keine Qual, etwas dauerhaft durchzuhalten. Hart und kaum durchführbar wird es nur, wenn Sie sich zu weit von Ihren Bedürfnissen entfernen. Viele meiner KlientInnen warten an diesem Punkt immer noch auf den Namen der nächsten Diät, die ich ihnen vorschlage …

Es ist traurig, aber wahr: Uns wurde von der Diätindustrie immer wieder vorgebetet und wir haben es mittlerweile verinnerlicht, dass wir nur mit drastischen Maßnahmen unser Zielgewicht erreichen können. Doch nun kommt die entscheidende Frage: Wie sehr entspricht eine Kohlsuppen-Diät Ihren natürlichen Bedürfnissen? Eine Nur-Protein-Diät? Wie natürlich ist es für Sie, alles in Punkte einzuteilen, wie natürlich, jeden Tag nur vorgekochte Fertigprodukte und Pulver zu sich zu nehmen? Ich weiß nicht, wie es Ihnen geht, aber keiner dieser Punkte trifft auf meine natürlichen Essgewohnheiten zu – und das ist genau der Grund, warum wir auf längere Sicht alle an Diäten scheitern. Uns wird zwar suggeriert »Du kannst die Verantwortung abgeben, wir haben alles für dich ausgerechnet«, letztendlich aber geben Sie eben auch Ihre Wahlfreiheit ab, und die Verantwortung müssen Sie spätestens dann wieder selbst übernehmen, wenn der Hosenknopf nicht mehr zugeht. Problematisch ist ebenfalls, dass viele von uns gar nicht mehr wissen, welche natürlichen Essgewohnheiten wir haben. So lange haben wir nach den Vorgaben anderer, nach neuesten Trends und Modeerscheinungen gelebt, dass es uns schwerfällt, auf unsere Bedürfnisse zu hören. Die Vorstellung der Ernährungstypen kann Ihnen dabei helfen, sich bewusst zu machen, was Sie eigentlich wollen und brauchen.

Stellen Sie sicher, dass Sie neben Ihren typischen Bedürfnissen auch Ihre Schwachpunkte kennenlernen und analysieren. Wann gelangen Sie in eine negative Essensspirale? Können Sie dies beispielsweise mit dem Auslassen von Mahlzeiten, dem Überessen oder bestimmten Lebensmitteln in Zusammenhang bringen? Es geht letztendlich darum, kleinere Verbesserungen vorzunehmen, die insgesamt eine drastische Verbesserung Ihres Essverhaltens ergeben werden. Bei alledem gilt wiederum: Perfektion ist tabu. Vielmehr geht es darum, schneller über Rückschläge hinwegzukommen und sich die meiste Zeit gesund und ausgewogen sowie orientiert an den eigenen Bedürfnissen zu ernähren.

Im Folgenden werde ich Ihnen nun die einzelnen Ernährungstypen vorstellen, deren Bedürfnisse, aber auch Schwächen analysieren und Vorschläge zur Optimierung des Essverhaltens diskutieren. Am besten nehmen Sie sich ein Blatt Papier und notieren selbst Punkte, die Ihnen wichtig sind. Sie können dabei gerne eigene Gedanken und Ideen einbringen, wie Sie Ihre Ernährung verbessern können – denn Sie kennen sich selbst am besten!

Der Snacker

Sie haben ständig das Gefühl, Sie könnten einen kleinen Happen zu sich nehmen. Sie brauchen Zwischenmahlzeiten. Sie genießen zwar ab und zu auch einmal ein üppiges Menü, essen aber im Vergleich zu anderen weniger große Portionen. Hungergefühle mögen Sie gar nicht gerne, dann werden Sie schnell unleidlich. Ihr Credo: Lieber wenig, dafür umso öfter.

- **Vorteile:** Kleine Mahlzeiten über den Tag verteilt kurbeln den Stoffwechsel an.
- **Gefahren:** Sie verlieren den Überblick, was Sie schon alles gegessen haben, und Ihre Snacks sind beinahe komplette Mahlzeiten.
- **Abnehmstrategien:** Stellen Sie sicher, dass Sie keine kalorienreichen, sondern kalorienarme Snacks zu sich nehmen. Gute Snacks sind z.B. Reiswaffeln mit Hüttenkäse und Honig oder als salzigere Variante mit Putenbrust und Salatblättern. Essen Sie Karotten mit Hummus oder Joghurt (achten Sie auf den Zucker- und Fettgehalt) mit Früchten. Snacken Sie acht Mandeln mit zwei getrockneten Aprikosen oder eine Scheibe Vollkornbrot mit fettreduziertem Käse und Tomaten. Wie Sie vielleicht bemerkt haben, enthalten alle Snacks, die ich aufgezählt habe, Protein – dies hilft dem Snacker, sich länger satt zu fühlen, und hält den Blutzuckerspiegel konstanter. Wenn

Sie z. B. nur Früchte essen oder Kräcker pur, nehmen Sie vor allem Kohlenhydrate zu sich. Ihr Blutzucker steigt dann schnell an, fällt aber auch zügig wieder ab, was Sie wiederum zum Essen animiert. Gerade Früchte werden gerne als Snack genommen und sind grundsätzlich nicht falsch, sollten aber idealerweise mit einem anderen, proteinreichen Nahrungsmittel ergänzt werden. Die Faustregel: Protein mit Kohlenhydraten kombinieren. Lesen Sie dazu mehr in den nachfolgenden Kapiteln. Falls Sie im Restaurant essen gehen, bestellen Sie sich ruhig eine Vorspeise anstatt einer für Sie zu großen Hauptmahlzeit, und sparen Sie so Kalorien.

Die Mahlzeit-Persönlichkeit

Sie machen sich aus Snacks und kleinen Naschereien gar nichts. Alles, was Sie wollen, ist eine anständige Mahlzeit, bei der Sie sich komplett satt essen können. Dann halten Sie es auch mehrere Stunden ohne Essen aus. Sie mögen ein leichtes Hungergefühl, erst dann essen Sie auch etwas.

- **Vorteile:** Sie sind ein Gewohnheitstier. Wenn Ihre Mahlzeiten nahrhaft und ausbalanciert sind, nehmen Sie nur selten zu. Doch sind sie das auch immer?
- **Gefahren:** Die größte Gefahr für die Mahlzeit-Persönlichkeit liegt im Überessen. Da Sie nur drei Hauptmahlzeiten zu sich nehmen, wollen Sie sicherstellen, dass Sie

auch wirklich satt sind, und überschätzen Ihren Appetit häufig. Zudem sind Ihre Mahlzeiten oft zu kalorienreich.

- **Abnehmstrategien:** Auch wenn Sie Snacks nicht so toll finden, ist es eine Überlegung wert, eine oder zwei Zwischenmahlzeiten in Ihren Ernährungsplan einzubauen. Dies soll vermeiden, dass Sie komplett aushungern und dann übermäßig zuschlagen. Versuchen Sie, nicht länger als vier bis fünf Stunden ohne Essen auszukommen. Am besten packen Sie sich einfache Snacks ein wie z. B. einen Proteinriegel (Achtung: nicht mehr als 150 Kalorien!) oder eine kleine Handvoll Studentenfutter (Nüsse und Rosinen). Versuchen Sie zudem, öfter einmal eine Suppe oder einen Salat als Vorspeise einzubauen. So fühlen Sie sich schneller satt, haben aber weniger Kalorien aufgenommen als sonst. Auch ein großes Glas Wasser vor dem Essen kann helfen. Wenn Sie zum Essen ausgehen, nehmen Sie vorher zu Hause schon eine Kleinigkeit zu sich – so stellen Sie sicher, dass Sie nicht völlig ausgehungert im Restaurant ankommen. Sie als Mahlzeit-Persönlichkeit neigen nämlich dazu, gerade auswärts zu große Portionen zu sich zu nehmen.

Der Abendschlemmer

Sie können den ganzen Tag mit wenig Essen auskommen, und Frühstücken ist sowieso nicht Ihr Ding. Dafür geht das Schlemmen los, sobald Sie abends nach Hause kommen. Sie können dann wirklich alles verdrücken und überessen sich regelmäßig, nur um sich dann am nächsten Morgen wieder zu kasteien – bis der Abend kommt.

- **Vorteile:** Generell kommt es darauf an, wie viele Kalorien Sie über den Tag verteilt essen: Wenn Sie das meiste lieber am Abend essen wollen, ist das prinzipiell okay, solange Sie nicht über Ihren Kalorienbedarf hinaus essen.
- **Gefahren:** Haben Sie einmal angefangen zu essen, stoppt Sie erst einmal nichts mehr. Warum auch, danach folgt ja wieder eine lange Phase ohne Essen …
- **Abnehmstrategien:** Auch wenn Ihnen morgens nicht nach Essen zumute ist, versuchen Sie wenigstens, einen Proteinshake zu sich zu nehmen, um Ihren Stoffwechsel in Schwung zu bringen. Essen Sie mittags etwas Leichtes, z. B. einen Salat. Versuchen Sie sich abends zu beschäftigen, z. B. zum Sport zu gehen oder Freunde zu treffen, damit Sie sich nicht komplett gehenlassen können. Dem Überessen am Abend können Sie besser entkommen, wenn Sie jeden Abend wenigstens eine halbe Stunde ins Fitnessstudio gehen – zum einen, weil Sie danach Ihre Arbeit im Fitnessstudio nicht kaputtmachen wollen, und zum anderen, weil Sie sich insgesamt besser fühlen.

Die Süße

Nichts geht Ihnen über Süßigkeiten. Ein Tag ohne Zucker ist ein verschwendeter Tag. Sie lieben alles, was Naschkatzen mögen: ob Kuchen, Pfannkuchen, Pudding, Schokolade, Kekse oder Gummibärchen – es kann nie süß genug sein.

- **Vorteile:** Chips & Co. lassen Sie meist kalt, oder Sie können »deftige« Gelüste zumindest besser kontrollieren.
- **Gefahr:** Ist die Schokolade erst einmal angebrochen, dann rette sich, wer kann. Zudem brauchen Sie oft auch direkt nach einer Mahlzeit etwas Süßes, um das Essen abzuschließen. Diese Kalorien können sich schnell summieren.
- **Abnehmstrategien:** Versuchen Sie erst gar nicht, Ihre süße Seite zu bekämpfen. Auch würde ich persönlich von kompletten »Entschlackungs-Kuren« und den damit verbundenen Entzugsversuchen abraten, da Sie diese zwar mit viel Willenskraft durchhalten, irgendwann jedoch ein süßer Essanfall als Quittung kommt. Reduzieren Sie stattdessen Ihren Zuckerkonsum auf ein vernünftiges Maß. Dies können Sie entweder erreichen, indem Sie kleinere Portionen zu sich nehmen – anstatt einem ganzen Stück Torte nur ein Drittel davon, nur eine Rippe Schokolade, lediglich zehn Gummibärchen –, oder Sie essen Süßigkeiten generell seltener und nicht täglich in mehreren Varianten. Gewöhnen Sie den Körper aber langsam an diese Umstellung. Versuchen Sie öfter, Ihre Zuckerzufuhr mit

Protein zu kombinieren, z. B. Joghurt mit Früchten oder sogar Eiscreme. Finden Sie heraus, ob zu viele Kohlenhydrate Ihre Zuckergelüste anheizen, und nehmen Sie gegebenenfalls entsprechende Veränderungen vor. Falls Sie eine emotionale Esserin sind, schauen Sie sich noch einmal die Kapitel aus dem ersten Abschnitt dieses Buches an.

Der Alkoholliebhaber

Gesunde Ernährung? Kein Problem! Den Alkoholkonsum reduzieren? Fehlanzeige! Sie befolgen erfolgreich jede Diät, solange man Ihnen keine Einschränkungen in puncto Alkohol auferlegt. Sie genießen gerne täglich Ihren Wein, und am Wochenende, wenn Sie ausgehen, schlagen Sie auch hin und wieder ordentlich über die Stränge.

- **Vorteile:** Es fällt Ihnen vermutlich recht leicht, sich gesund zu ernähren bzw. Ihre Ernährung umzustellen. Falls Sie Ihren Konsum auf ein bis zwei Gläser Wein an einzelnen Tagen in der Woche beschränken, kann dies sogar gesundheitsfördernd sein.
- **Gefahren:** Ein Standard-Drink, z. B. ein Glas Wein, hat 150 Kalorien. Haben Sie drei Gläser getrunken, hätten Sie auch eine ganze Tafel Schokolade verdrücken können. Von Cocktails wollen wir erst gar nicht sprechen, es gibt Sorten, bei denen pro Drink schnell um die 600 Kalorien zusammenkommen.

- **Abnehmstrategien:** Sie sollten Ihre Mathematikkennt-nisse auffrischen und den Überblick über Ihre durch Al-kohol zu sich genommenen Kalorien behalten. Nur eine aufmerksame Beobachtung wird Ihnen helfen, etwas dis-ziplinierter mit dem Trinken umzugehen. Versuchen Sie zudem, immer ein Glas Wasser zwischen den einzelnen Gläsern Alkohol zu trinken, oder probieren Sie aus, ob Sie auch mit Weinschorle auskommen können. Ein paar Tage pro Woche sollten Sie ganz abstinent sein. Falls Sie einen Ausgeh-Abend planen, gehen Sie dafür eine Extra-Runde joggen.

Die Deftige

Wen interessiert schon Zucker? Chips müssen es sein oder Pommes – und bitte richtig ordentliche Portionen. Obst gilt für Sie nicht unbedingt als Nahrungsmittel, nach einem Stück Kuchen brauchen Sie später noch etwas »Richtiges«. Die Tüte Nachos ist vor Ihnen nie sicher.

- **Vorteile:** Sie sparen sich jede Menge Kalorien, weil Sie die Finger leicht von Süßem lassen können.
- **Gefahren:** Zu viel Natrium ist nicht gut für Ihren Kör-per, also achten Sie gerade bei Fertigmahlzeiten auf diese Maßeinheit. Sie haben Schwierigkeiten, eine Tüte Chips aus der Hand zu legen. Ihre Mahlzeiten sind häufig unge-sund, zu fett und enthalten zu viele Kohlenhydrate.

- **Abnehmstrategien:** Gegen Deftiges ist grundsätzlich nichts einzuwenden, stellen Sie nur sicher, dass Sie genügend Gemüse und gesunde Fette essen (siehe dazu auch das Kapitel »Was darf's denn sein? Kohlenhydrate? Protein? Fett?« ab S. 223). Wenn Sie zu einer Party eingeladen sind, versuchen Sie, sich vorher satt zu essen, um Chips, Nüssen & Co. nicht komplett zu verfallen. Für zu Hause sollten Sie diese nur in kleinen Portionen und niemals in Familienpackungen kaufen.

Binge-Persönlichkeit

Binge eating ist ein Begriff aus dem Englischen und bedeutet so viel wie »Fressorgie«. In der extremsten Form spricht man von einer *Binge Eating Disorder*, bei der es sich um eine Essstörung handelt, die professioneller Behandlung bedarf. Betroffene haben extreme Essanfälle, bei denen sie die Kontrolle verlieren. Trifft dies auf Sie zu, holen Sie sich bitte entsprechende Hilfe bei Psychologen oder in Kliniken für Essstörungen. In kleinerem Umfang haben jedoch viele Menschen mit periodischem Überessen zu kämpfen, ich werde im Folgenden von Binge-Persönlichkeiten sprechen.

- **Vorteile:** Binge-Persönlichkeiten haben auch gute Essensphasen, in denen sie insgesamt ein gesundes und ausgewogenes Essverhalten aufweisen.
- **Gefahren:** Binge-Persönlichkeiten leben oft zwischen

den Extremen und sind Perfektionisten. Bei dem Versuch, sich perfekt zu ernähren, übertreiben sie es aber, und der Körper verlangt irgendwann nach zügellosem Schlemmen. Häufig reagieren Binger mit Überessen darauf, dass etwas in ihrem Leben nicht stimmt.

- **Abnehmstrategien:** Versuchen Sie, regelmäßig zu essen und reine Kohlenhydrate, z. B. Brezeln oder Weißbrot, zu vermeiden. Essen Sie mit jedem Snack und bei jeder Mahlzeit auch gesunde Fette und Protein. Gönnen Sie sich öfter einmal etwas, damit Sie Ihre Gelüste im Griff haben und nicht umgekehrt. Neigen Sie dazu, aufgrund bestimmter Emotionen zu essen, lesen Sie noch einmal den ersten Abschnitt dieses Buches und arbeiten Sie an der Lösung Ihrer Themen. Setzen Sie Grenzen, schützen Sie sich und sorgen Sie dafür, dass Sie selbst ganz oben auf Ihrer Liste stehen.

Mut zum Basiswissen

Um es vorwegzunehmen: Ich bin absolut gegen das Kalorienzählen. Warum? Sie schenken dem Essen damit zu viel Aufmerksamkeit, und genau das wollen wir ja vermeiden: Ziel ist es, dass Sie mehr auf Ihren Körper hören, Ihr Leben genießen und ganz nebenbei abnehmen. Trotz allem ist es hilfreich, eine grobe Idee davon zu haben, wie viel Ihr Körper braucht und was Sie tun müssen, um Gewicht zu verlieren. Ansonsten besteht die Gefahr, dass Sie Ihre Bedürfnisse vollkommen unter- oder überschätzen.

Sind meine Aussagen widersprüchlich? Ich denke nicht, denn wenn Sie nicht ungefähr wissen, wie viele Tafeln Schokolade Sie täglich essen könnten oder dass ein großes Glas Orangensaft etwa ein Drittel so viel Kalorien hat wie eine Tafel Schokolade, wird es Ihnen schwerfallen abzunehmen. Messen Sie dagegen verbissen alles ab und zücken ständig Ihren Taschenrechner, konzentrieren Sie sich wieder nur auf das Symptom und sind zu streng mit sich. Und das endet letztendlich wieder … aber die Geschichte kennen wir ja nun schon. Was will ich damit sagen? Legen Sie sich in puncto Kalorien ein Grundgerüst an Wissen zu, damit Sie Ihre Traumfigur nicht aus Unwissenheit verfehlen, fangen Sie jedoch um Himmels willen nicht damit an, jede Nudel einzeln zu zählen.

Was müssen Sie tun, um ca. ein halbes Kilo (ein Pfund) abzunehmen? Dafür müssten Sie etwa 3500 Kalorien einsparen oder durch Sport verbrennen. Das bedeutet, um ein halbes Kilo pro Woche abzunehmen, müssten Sie entweder 500 Kalorien pro Tag einsparen oder – alternativ dazu – 250 Kalorien durch Ihre Ernährung einsparen und 250 Kalorien durch Sport verbrennen. Für ein Kilo (zwei Pfund) pro Woche ergeben sich entsprechend 7000 Kalorien. Wenn man sich diese Zahlen vor Augen führt, wird auch klar, warum generell empfohlen wird, nicht mehr als ein halbes bis maximal ein Kilo pro Woche zu verlieren. Andernfalls wären die Bedingungen viel zu extrem und zu weit von Ihren natürlichen Essgewohnheiten entfernt.

Wie viele Kalorien brauchen wir pro Tag, wenn wir unser Gewicht halten wollen? Experten gehen davon aus, dass Frauen ungefähr 1500 bis 2000 Kalorien pro Tag benötigen und Männer 1800 bis 2500. Wie gesagt, dies sind nur Schätzungen, da viel davon abhängt, wie viel Sie sich bewegen, ob Sie einer anstrengenden körperlichen Arbeit nachgehen, wie aktiv Ihr Grundstoffwechsel ist, ob Sie viel Muskelmasse besitzen usw. Falls Sie für sich selbst genauere Angaben wünschen, geben Sie in einer Internet-Suchmaschine die Begriffe »tägliche Kalorienzufuhr« ein, und Sie bekommen verschiedene Seiten zur Auswahl, auf denen Sie Ihren persönlichen Kalorienbedarf berechnen können. Sie sollten jedoch niemals weniger als 1200 Kalorien pro Tag zu sich nehmen (ade Kohlsuppendiät, Nulldiät, Saft-Fasten etc.).

Falls Sie also das Ziel haben, ein Kilo pro Woche abzunehmen (ich persönlich empfehle meinen Klienten eher ein halbes Kilo pro Woche), müssen Sie je nach Typ um die 500 Kalorien verbrennen. Wie können Sie das durch sportliche Aktivität erreichen? Sie müssten eine Stunde joggen (nicht spazieren gehen), und zwar täglich (!). Was könnten Sie essen, um 500 Kalorien einzusparen? Um Ihnen davon eine bessere Vorstellung zu geben, schauen Sie sich die folgende Tabelle mit einem Beispiel-Tagesplan an. Bitte beachten Sie, dass die Kalorienangaben variieren können, je nachdem, wie groß Ihre Portionen ausfallen. Zudem habe ich keine Kalorien in Form von Getränken angegeben, das bedeutet, für diesen Plan wären die Optionen Wasser oder Tee.

Beispiel: 1500-Kalorien-Plan

Mahlzeit	Beispiel	Kalorien
Frühstück	Haferflocken mit einem Stück Obst und einem Joghurt (zuckerreduziert und fettarm)	400
Snack	ein kleiner Keks **oder** ein Joghurt	150
Mittagessen	ein Wrap mit Pute und Salat	400
Snack	ein kleiner Apfel mit ca. 10 Mandeln	150
Abendbrot	Gemüse und Fisch	400

Natürlich funktioniert das ganze Spiel auch umgekehrt: Wenn Sie jeden Tag eine Tafel Schokolade, die ungefähr 500 Kalorien hat, zusätzlich essen, wird sich Ihr Gewicht langsam, aber sicher erhöhen, und Sie können innerhalb einer Woche ein halbes Kilo zunehmen.

Nachdem ich Ihnen diese Zahlen an den Kopf geworfen habe, gebe ich Ihnen zwei Tipps:

Wissen ist besser als Unwissenheit. Machen Sie sich eine ungefähre Vorstellung davon, ob Sie gerade etwas Kalorienreiches oder Kalorienarmes zu sich nehmen. Ihr Wissen wappnet Sie gegen Fallen wie: »Ich hatte einfach keine Ahnung, dass dies ›schlecht‹ für mich ist.« Viele unterschätzen die Kalorienanzahl einer Mahlzeit!

Konzentrieren Sie sich bloß nicht aufs Kalorienzählen oder darauf, die genaue Kalorienzahl einzelner Lebensmittel auswendig zu lernen! Stellen Sie sicher, dass Sie auf Ihren Körper hören und immer wissen, was er gerade braucht – und wenn es ein Stück Torte ist, dann ist das auch gut so! Wir alle haben Tage, an denen wir mehr, und Tage, an denen wir weniger essen. Solange die Gesamtbilanz stimmt, ist alles im grünen Bereich.

Für einige meiner Klienten ist es jedoch einfach wichtig, den Überblick zu behalten, weswegen ich folgende Tabelle empfehle. Diese Methode hilft denjenigen, die im Bereich Ernährung ein besseres Gefühl dafür bekommen wollen, wann sie abnehmen und wann nicht. Geben Sie sich jeweils folgende Punkte: Hatten Sie einen sehr guten Essenstag, haben Sie also sehr gesund gegessen, können Sie sich am Abend drei Punkte dafür geben. Hatten Sie einen guten Essenstag, zwei Punkte, und hatten Sie einen mittelmäßigen Essenstag, einen Punkt. Verfahren Sie genauso mit Ihrem Sportprogramm. Haben Sie über eine Stunde lang angestrengt Sport getrieben (inklusive Schweißperlen), erhalten Sie drei Punkte, für 40 Minuten zwei Punkte und für einen langen Spaziergang einen Punkt. Wenn Sie jetzt allerdings eine Tafel Schokolade verputzen, müssen Sie wieder drei Punkte abgeben … Sie verstehen sicher, worauf hinauswill. Füllen

Sie die Tabelle mehrere Tage hintereinander aus, um einen ersten Überblick zu erhalten. Falls Ihnen die Methode hilft, behalten Sie diese Taktik ruhig langfristig bei.

Kategorie	Essen	Sport	Alkohol oder kalorienreiche Getränke z. B. Wein (großes Glas)
Sehr gut	+ 3 Punkte	+ 3 Punkte	/
Gut	+ 2 Punkte	+ 2 Punkte	/
Okay	+ 1 Punkt	+ 1 Punkt	/
Nicht so gut	– 1 Punkt	/	1 Glas – 1 Punkt
Eher schlecht	– 2 Punkte	/	2 Gläser – 2 Punkte
Sehr schlecht	– 3 Punkte	/	3 Gläser – 3 Punkte
Punkte-Bilanz			

Ihre Tagestabelle könnte zum Beispiel wie folgt aussehen: Sie hatten einen guten Essenstag (plus zwei Punkte), einen »Okay«-Sporttag, plus ein Punkt. Sie haben ein Glas Wein getrunken, minus ein Punkt. Das macht zusammen zwei Punkte für den Tag. Insgesamt also gar nicht schlecht, aber es kann noch besser werden.

Kategorie	Essen	Sport	Alkohol oder kalorienreiche Getränke z. B. Wein (großes Glas)
Sehr gut			/
Gut	+ 2 Punkte		/
Okay		+ 1 Punkt	/
Nicht so gut			1 Glas − 1 Punkt
Eher schlecht			
Sehr schlecht			
Punkte-Bilanz	2 Punkte		

Einem Klienten von mir, der zu viel Alkohol, insbesondere Wein, trank, wurde mithilfe dieser Übung bewusst, wie viele Kalorien er jeden Tag durch den Alkohol zu sich nahm. Für jedes große Glas Wein, das er trank, musste er einen Punkt zurückgeben. Schnell wurde ihm klar, warum er trotz eines ausgedehnten Sportprogramms und gesunder Ernährung nicht abnahm.

Zu Beginn einer Abnehmphase empfehle ich meinen Klientinnen und Klienten, ein Ernährungstagebuch auszufüllen, damit sie sich selbst klar darüber werden, was sie über den Tag verteilt essen. Oft vergessen wir nämlich die eine oder andere Kaloriensünde und wundern uns, warum der Zeiger auf der Waage nicht weniger anzeigt. Noch einmal: Hier geht es nicht ums Kalorienzählen, sondern darum, sich über etwas bewusst zu werden. Zudem können Sie auf diese Weise erkennen, welche Mahlzeiten Sie wie verbessern könnten, welche Lebensmittel Sie müde machen und wann Sie zu lange Zeit ohne einen Snack verbringen. Kopieren Sie die folgenden Seiten beliebig oft und versuchen Sie, das Tagebuch für mindestens zwei Tage auszufüllen. Sie können auch auf meine Webseite www.lifecoaching-international.com gehen und mir eine Nachricht schicken, ich sende Ihnen dann gern das Tagebuch für eine komplette Woche zu. Es geht nicht darum, einen perfekten Plan zu präsentieren! Seien Sie mit sich selbst so ehrlich wie möglich, nur so können Sie ein besseres Gefühl für Ihre Essgewohnheiten entwickeln. Wann essen Sie? In welchen Situationen essen Sie zu viel? Kombinieren Sie Ihre Snacks und Mahlzeiten mit Protein? Welches Essen raubt Ihnen Energie, welche Nahrungsmittel spenden Ihnen Energie? Solchen Fragen können Sie mithilfe dieses Tagebuches auf den Grund gehen und Veränderungen selbst vornehmen.

Zeit	Was habe ich gegessen und getrunken? (Größe der Portion, z.B. eine Handvoll; Art, z.B. fettreduziert; Getränke nicht vergessen)	Hunger-level vor dem Essen ①	Hungerlevel nach dem Essen ②
21 Uhr	1 Toast mit Butter und Marmelade 4 Stück Schokolade	6	8

① Auf einer Skala von 1 (total ausgehungert) bis 10 (unangenehm voll)
② Auf einer Skala von 1 (total ausgehungert) bis 10 (unangenehm voll)

Zusammenfassung des Tages

Wie fühle ich mich?

Wie viel Sport habe ich heute getrieben?

War es insgesamt ein »guter« Essenstag?

Was ist gut gelaufen?

Energielevel vor dem Essen ③	Energielevel eine halbe Stunde nach dem Essen ④	Habe ich aus anderen Gründen außer Hunger gegessen? (z. B. soziale Situation, Frust etc.)
2	7	Ich war nicht wirklich hungrig, aber habe TV geschaut, und mir war langweilig, Freund hat auch etwas gegessen.

③ Auf einer Skala von 1 (extrem müde) bis 10 (voller Energie)
④ Auf einer Skala von 1 (extrem müde) bis 10 (voller Energie)

Was waren schwierige Situationen für mich?

Was könnte ich verbessern?

Was habe ich mir heute Gutes getan (außer Essen und Sport)?

Zusätzliche Gedanken:

Profitieren Sie von Ihren Erfahrungen!

Ich kann Ihnen diese Strategie nicht oft genug ans Herz legen: Am Ende des Tages kommt es auf Sie an, Ihre persönlichen Bedürfnisse, Vorlieben und Ihren Lebensstil. Es ist wundervoll, dass Ihre Nachbarin 15 Kilo abnahm, nur weil sie das Abendessen gestrichen hat, und es ist toll, dass die Frau aus der Talkshow jeden Tag mit einer Gewichtsweste durch die Gegend marschiert ist und dadurch 20 Kilo abgenommen hat. Doch was bei der einen Person funktioniert, mag für die andere ein Desaster sein. Übernehmen Sie selbst die Verantwortung für Ihre Gesundheit und geben Sie diese nicht an andere, z. B. die Diätindustrie, ab. Versuchen Sie zu analysieren, was für Sie in der Vergangenheit funktioniert oder auch nicht funktioniert hat – und ich meine damit eine dauerhaft erfolgreiche Methode. Wenn Sie mit einer reinen Protein-Diät 15 Kilo ab-, nach drei Monaten aber wieder 20 zugenommen haben, können Sie sicher sein, dass dieser Ansatz für Sie nicht der richtige ist! Denken Sie auch darüber nach, was Sie zum Zunehmen gebracht hat. Waren es die Folgen der Crash-Diät, war es die lange Periode des Unglücklichseins mit Ihrem Job? Hatten Sie Konflikte mit anderen Menschen? Haben Sie einfach nicht mehr aufgepasst, was Sie essen? Was war es?

Auf diesem Wege können Sie Ihren neuen individuellen Plan aufstellen und möglichen Hürden diesmal von Anfang an aus dem Wege gehen. Sehen Sie das Ganze positiv und lernen Sie aus Ihrer Vergangenheit! Seien Sie um Himmels willen nicht wütend auf sich selbst, dass Sie es immer noch nicht geschafft haben, denn diesmal sind Sie auf dem Erfolgsweg. Wir alle haben mit Diäten experimentiert, und wir sind gescheitert. Sie haben sich einfach nur zu lange etwas von der Diätindustrie vorgaukeln lassen – wie wir alle – und sind das Thema Abnehmen von der falschen Seite aus angegangen. Machen Sie jetzt das Beste aus der Situation: Sie sind diesmal gewappnet, weil Sie sich und Ihren Körper besser kennen als irgendjemand sonst und Sie selbst die Verantwortung für sich übernehmen werden.

Eine meiner Klientinnen, Jessica, war über einen Zeitraum von zehn Jahren auf dem Diättrip und dadurch zwangsläufig auch im Jojo-Mechanismus gefangen. Ist dieser Fall etwas Außergewöhnliches? Leider nein. Heutzutage ist es fast die Regel, dass besonders wir Frauen entweder gerade die neueste Diät ausprobieren oder – als Folge davon – unter derartigen Entzugserscheinungen leiden, dass wir hemmungslos unseren Gelüsten nachgeben – nur um dann wieder auf den nächsten Diätzug aufzuspringen. Ein Leben zwischen den Extremen. Jessica war mindestens drei Mal pro Jahr auf Diät. Kein Abendessen (sie hasste es, hungrig zu Bett zu gehen, aber bei einer Freundin hatte dieser Ansatz ja auch funktioniert …), Protein-Pulver-Diät, die 3-Stunden-Diät … die Liste könnte endlos fortgesetzt werden.

Es ist ja auch wirklich zu einfach, auf das nächste Diätversprechen hereinzufallen: Täglich werden wir in Magazinen und TV-Shows mit der ultimativen Lösung konfrontiert. Nehmen wir die amerikanische Version von *The Biggest Loser* als Beispiel. Wir sehen extrem übergewichtige Menschen (150 Kilo plus), die in kurzer Zeit die Hälfte ihres Körpergewichts verlieren. Dabei vergisst man schnell, dass die Teilnehmer bis zu acht Stunden pro Tag Sport treiben, auf strenger Diät sind und komplett von der Außenwelt abgeschottet werden, sodass alle Situationen, die sonst zum Überessen geführt haben, einfach nicht aufkommen können. Bis die Teilnehmer zurück in die reale Welt kommen und begreifen, dass sie keinerlei Strategien für den Alltag gelernt haben. Um aber ein neues, gesünderes Gewicht langfristig halten zu können, ist es notwendig, dass man den Abnehmplan möglichst eng an die eigenen Bedürfnisse und den eigenen Alltag anpasst.

Wenden wir uns noch einmal Jessica zu. Nehmen wir also an, sie sieht eine Show wie *The Biggest Loser* im Fernsehen und geht am nächsten Morgen in den Supermarkt, wo sie ein entsprechend angepriesenes Proteinpulver (Sie wollen gar nicht wissen, welchen Gewinn solche Sendungen durch Merchandising machen) sieht und voller Hoffnung kauft. Sie braucht dringend etwas, um ihr Gewicht zu reduzieren. Sie will jetzt schlank sein. Warum also nicht einfach das Pulver testen, die Teilnehmer der TV-Sendung haben doch auch so viel abgenommen. Nach drei Tagen gibt Jessica verzweifelt auf. Wer kann sich schon nur von Pulver ernähren?

Als sie zu mir in die Praxis kommt, versuchen wir zunächst, die folgenden Fragen zu beantworten:

- **Warum bzw. woran sind ihre Pläne zur Gewichtsreduzierung in der Vergangenheit gescheitert?** An dieser Stelle müssen viele erst davon überzeugt werden, dass Crash-Diäten nicht erfolgreich sind. Ich kann eine Diät, durch die ich zehn Kilo abgenommen habe, nicht als Erfolg einstufen, wenn ich kurz darauf wieder 15 Kilo zulege! Der Erfolg eines Programms lässt sich nur an seiner dauerhaften Durchführbarkeit ablesen bzw. letzten Endes daran, ob mein erreichtes Gewicht über einen längeren Zeitraum hinweg stabil bleibt.
- **Wofür nutzt sie das Essen (außer zur Nahrungsmittelaufnahme)?** Sucht sie Entspannung? Versucht sie damit, Frustration, Druck oder Traurigkeit zu kompensieren? Was könnte sie tun, um mit diesen Emotionen anders (besser) umzugehen? Wie könnte sie sich selbst glücklich und stark machen?

Nachdem wir an diesen Fragen gearbeitet, Antworten gefunden, Strategien erprobt, Rückschläge überwunden und ihre persönlichen Motivatoren gefunden hatten, konnte Jessica ihr Gewicht dauerhaft um 20 Kilo reduzieren.

Was können Sie im Bereich Ernährung unternehmen, um Ihren Abnehmplan so eng wie möglich nach Ihren Bedürfnissen und Ihrem Lebensstil auszurichten?

Werden Sie selbst aktiv!

Warum und woran sind Ihre Abnehmpläne in der Vergangenheit gescheitert?

Wofür nutzen Sie das Essen (außer zur reinen Ernährung)?

Was können Sie tun, um diese eigentlichen Ursachen Ihres Essverhaltens anzugehen?

Wie können Sie selbst dafür sorgen, dass Sie glücklich, stark und selbstbewusst werden?

Welche Kompensationsstrategien für negative Gefühle außer Essen können Sie anwenden?

Wie können Sie einen Abnehmplan aufstellen, der sich im Bereich Ernährung eng an Ihren Bedürfnissen und Ihrem Lebensstil orientiert?

Es ist mittlerweile klar, dass sich das Erreichen der Traumfigur in zwei Phasen unterteilt: erstens die Abnehmphase, zweitens die Haltephase. Letztere wird von den meisten vollkommen unterschätzt oder zum Teil auch völlig vergessen. Welche Faktoren bringen die meisten Menschen dazu, wieder zuzunehmen? Aus meiner Erfahrung als *Weight Loss Coach* kann ich Ihnen folgende Punkte nennen:

Falle 1: Sie haben den wohl häufigsten Fehler gemacht und eine Diät befolgt, die nicht eng an Ihre eigenen Bedürfnissen und Ihren Lebensstil angepasst war, und sich deswegen die ganze Zeit wie auf Entzug gefühlt. Nun ist die Diät vorbei, und Sie kehren schnurstracks zur Ihren alten Essgewohnheiten zurück: Willkommen, Jojo-Effekt!
Lösung: Hören Sie nicht auf andere Menschen. Lernen Sie sich selbst besser kennen. Führen Sie ein Ernährungstagebuch, um Ihrer Routine auf die Spur zu kommen. Nehmen Sie anschließend nur Veränderungen vor, die Ihnen gefallen. Was können Sie aufgeben? Was können Sie nicht aufgeben?

Falle 2: Sie haben ein paar Wochen nur für Ihre Diät gelebt. Alles andere war zweitrangig, Hauptsache, die Diät und das Sportprogramm wurden durchgeführt. Sie haben sich perfekt verhalten, nun erleben Sie das komplette Gegenteil.
Lösung: Streben Sie niemals Perfektion an. Versuchen Sie, sich die meiste Zeit über richtig zu verhalten, und kümmern Sie sich nicht um den Rest. Perfektion wird Sie nirgendwo

hinbringen, Ausdauer schon. Konzentrieren Sie sich zudem auf Ihre anderen Lebensbereiche, setzen Sie sich dort Ziele. Kümmern Sie sich um andere Menschen und nehmen Sie den Fokus von sich selbst und Ihrem Vorhaben abzunehmen. Setzen Sie sich kein Enddatum – die Gewichtsreduzierung ist eine Änderung des Lebensstils und kein zeitlich begrenztes Programm. Sie tun sich selbst etwas Gutes, warum sollten Sie also damit aufhören? Falls Sie sich ein Enddatum setzen müssen, ist Ihr Programm wahrscheinlich zu streng. Ändern Sie es so ab, dass Sie es dauerhaft in Ihr Leben integrieren können.

Falle 3: Sie haben sich nicht um die Ihrem Essverhalten zugrundeliegenden Probleme gekümmert. All die Dinge, die Sie zum Überessen animieren, sind immer noch vorhanden. Sie haben zwar die Diät durchgehalten, nun aber kommen die alten Themen wieder auf, und Ihnen wird bewusst, dass Sie keine Strategie für einen besseren Umgang mit stressigen Situationen gefunden haben.

Lösung: Setzen Sie sich mit Ihren Problemen/Ihren Themen auseinander. Beobachten Sie sich selbst, finden Sie Alternativen und lesen Sie dazu auch noch einmal den ersten Hauptteil des Buches, »Glück«. Holen Sie sich eventuell externe Hilfe in Form eines Coachs oder, wenn es gravierende Probleme sind, suchen Sie sich psychologische Unterstützung.

Falle 4: Sie haben vollkommen die Übersicht darüber verloren, was Sie täglich zu sich nehmen, und die Waage zeigt langsam, aber sicher immer mehr an.

Lösung: Gehen Sie zurück zum Ernährungstagebuch. Schreiben Sie auf, was Sie zu sich nehmen, jedes Glas Wein, jedes Stück Torte, jede Handvoll Chips, um zu sehen, wo Sie Veränderungen vornehmen können.

Was darf's denn sein? Kohlenhydrate? Protein? Fett?

Das Erste, was ich Ihnen mit auf den Weg geben möchte: Keine der drei Gruppen ist unser Feind, obwohl man durchaus dieses Gefühl bekommen könnte! Zunächst galt Fett als das Böse, dann wurde das Protein umjubelt, und auf einmal waren Kohlenhydrate ganz schlecht. Da soll einer noch durchblicken. Ich werde versuchen, Licht in diese Diskussion zu bringen, und Ihnen die wichtigsten Elemente verdeutlichen. Wie ich schon einmal schrieb: Wissen ist besser als Unwissenheit. Dadurch übernehmen Sie die Verantwortung für Ihren Abnehmplan und gestalten Ihre Strategien selbst.

Wenn Ihnen eine Diät vorschreibt, eine der drei Hauptgruppen Kohlenhydrate, Protein und Fett zu meiden, nehmen Sie Abstand von dieser Diät. Auch für kurze Zeit halte ich dies für verantwortungslos. Ich kenne zwar sehr viele Menschen, die aufgrund einer »Protein/wenig Fett/null

223

Kohlenhydrate«-Diät stark abgenommen haben, aber keiner konnte sein Gewicht halten – ich kenne nicht einen Einzigen! Balance ist der Schlüssel zum Erfolg! Zu wenig, aber auch zu viel aus einer Gruppe führt zu Mangelerscheinungen oder zur Gewichtszunahme.

Schauen wir uns zunächst an, was hinter den Worthülsen Kohlenhydrate, Protein und Fett steckt. Generell können Nahrungsmittel diesen drei Gruppen zugeordnet werden, das heißt, je nach Anteil spricht man von einer der drei Kategorien. Eine Scheibe Brot beispielsweise enthält ungefähr drei Gramm Protein und 13 Gramm Kohlenhydrate, weswegen Brot zur Gruppe der Kohlenhydrate gezählt wird. Obwohl ein Joghurt neun Gramm Kohlenhydrate, sieben Gramm Protein und 0,2 Gramm Fett enthalten kann, würden die meisten ihn nicht zur Kohlenhydrat-Gruppe, sondern zur Protein-Gruppe zählen, da Joghurt im Vergleich zu anderen Nahrungsmitteln viel Protein enthält. Viele Nahrungsmittel enthalten Anteile aus allen drei Gruppen, weswegen ich eine reine Protein-Diät (neben zahlreichen anderen Gründen) allein von der Definition her für Unsinn halte. Natürlich reduzieren Sie die Gesamtzahl der Kalorien, wenn Sie Brot, Nudeln und Kartoffeln weglassen – deswegen nehmen Sie aufgrund dieser Art von Diät letztendlich auch ab; hundert Prozent reines Protein zu essen, ist aber sehr schwer durchzuführen.

Kohlenhydrate, Protein und Fett enthalten unterschiedlich viel Energie pro Gramm, was Sie anhand der unten stehenden Tabelle ablesen können. Der Energiegehalt von Fett ist dabei pro Gramm mehr als doppelt so hoch wie der der anderen beiden Hauptnährstoffe.

Übersicht: Energie & Hauptnährstoffe

Art	Energie
Kohlenhydrate	4,1 kcal pro Gramm
Protein	4,1 kcal pro Gramm
Fett	9,3 kcal pro Gramm

Schauen wir uns nun die drei Nährstoffgruppen genauer an:

Kohlenhydrate: Warum verlangen wir so oft nach Weißbrot, weshalb gelüstet es uns nach Süßigkeiten, und warum lieben wir Pasta? Kohlenhydrate geben uns schnell Energie und sind einer der Grundbausteine unserer täglichen Ernährung. Wenn Sie viel davon essen, produziert Ihr Körper den »Wohlfühl«-Neurotransmitter Serotonin. Dies würde erklären, warum wir uns in emotional »schlechten« Zeiten Kohlenhydrate wie Pasta, Brötchen und Zucker wünschen. Es macht uns glücklich. Der Nachteil: Je mehr Sie auf dem Kohlenhydrate-Trip sind, desto stärker verlangt der Körper nach diesem Glücksmacher-Effekt, es ist wie eine kleine Droge.

Zudem machen uns zu viele Kohlenhydrate pur müde und schlapp. Haben Sie schon einmal bemerkt, dass Sie sich am liebsten eine Runde aufs Ohr legen würden, nachdem Sie mittags einen Berg von Nudeln und Pizza gegessen haben? Vermeiden Sie bitte um Himmels willen keine Kohlenhydrate, aber übertreiben Sie es auch nicht. Wenn Sie morgens Müsli, als Snack ein Stück Kuchen, zum Mittagessen Pizza, nachmittags Schokolade und abends Pasta essen, hatten Sie einen absoluten Kohlenhydrate-Tag. Zusammengefasst: Einen Anteil an Kohlenhydraten brauchen wir. Kohlenhydrate machen uns glücklich und geben uns die nötige Energie, zu viele davon aber machen müde und antriebslos.

Protein: Protein ist hervorragend für den Körper, denn dadurch wird der Dopamin-Spiegel erhöht. Dopamin ist ebenfalls ein Neurotransmitter, der uns Energie spendet. Aus diesem Grund empfehle ich Ihnen, zu jedem Snack und jeder Mahlzeit etwas Protein zu sich zu nehmen, um aus einem »Energieloch« herauszukommen. Zudem »neutralisiert« Protein die Wirkung von Kohlenhydraten, Ihr Blutzuckerspiegel fährt dadurch weniger Achterbahn, was Ihnen wiederum hilft, sich länger satt zu fühlen. Essen Sie also morgens beispielsweise ein Ei zum Toastbrot oder Joghurt zum Müsli, damit vermeiden Sie, bald wieder hungrig zu sein, und Sie haben zudem mehr Energie. Das Gleiche funktioniert bei unserem »Nachmittagstief«: Anstatt Schokolade oder Obst pur versuchen Sie es mit Reiswaffeln und Pute oder Früchten mit Joghurt. Nahrungsmittel, die Ihren Dopamin-Spiegel positiv beeinflussen, sind z. B. Fisch (Lachs

226

und Thunfisch), Hühnerfleisch, Putenfleisch und Eier. Alternativ dazu heben auch rotes Fleisch oder Bohnen und andere Hülsenfrüchte Ihren Energielevel.

Fett: Obwohl Fett die höchste Energiekonzentration hat (neun Kalorien pro Gramm im Vergleich zu vier Kalorien bei Protein und Kohlenhydraten) und es somit sehr einfach ist, zu viel des Guten zu sich zu nehmen – denken wir nur an leckere Chips oder Pommes –, könnten wir niemals ohne Fett auskommen. Es ist richtig, dass Fett schneller in Hüftgold umgewandelt werden kann als Protein und Kohlenhydrate, trotzdem sollten Sie im Fett einen Freund und keinen Feind sehen. Warum? Lassen Sie mich dazu von meinen eigenen Erfahrungen mit diesem Nährstoff erzählen: Vor einigen Jahren versuchte ich abzunehmen und kam dabei auf die glorreiche Idee, Fett aus meinem Ernährungsplan zu streichen (zu dieser Zeit war Fett in den neuesten Diäten gerade zum Feind erklärt worden). Ich dachte also, Fett ist »böse«, weg damit. Ich bin sogar so weit gegangen, Salat ohne Dressing zu essen (das kann ich Ihnen nun wirklich nicht empfehlen!). Stattdessen gab es viel Reis, Kartoffeln & Co.

Es war wie bei allen Diäten: Wenn die Kalorien reduziert werden, beginnen Sie abzunehmen, also begannen auch bei mir, die Kilo langsam zu purzeln. Nach kurzer Zeit hatte ich natürlich das Doppelte drauf und ertappte mich dabei, dass ich noch immer Kohlenhydrate in Mengen aß, aber ich war irgendwie nie wirklich satt. Der Zeiger der Waage kletterte weiter nach oben. Es hat eine ganze Weile gedauert, bis ich irgendwann durch Zufall auf die Idee kam, dass Fett mein Freund und nicht mein Feind ist. Gute Fette, wie sie z. B. in Olivenöl, Avocados und Nüssen vorkommen, machen uns länger satt. Probieren Sie dies einmal aus. Essen Sie eine Mahlzeit ohne Fett und eine mit Fett. Beobachten Sie selbst, wann Sie wieder hungrig werden! Fette helfen unserem Körper, Nährstoffe besser aufzunehmen. Wenn Sie also Ihren Salat beispielsweise mit Öl genießen, kann der Körper die Vitamine des Salats, der Karotten etc. besser verdauen und aufnehmen. Warum sollten wir Fette trotzdem nur in Maßen genießen? Dazu sind zwei Punkte zu beachten. Erstens müssen Sie zwischen verschiedenen Fetten unterscheiden. Bestimmte Fette sind hervorragend für uns, andere weniger. Zweitens: Während ein wenig gesundes Fett gut für uns ist und unsere Gesundheit unterstützt, wird zu viel Fett mit einer Gewichtszunahme und sogar mit bestimmten Krankheiten, z. B. Herz-Kreislauf-Erkrankungen oder einigen Krebsarten, in Verbindung gebracht,

Schauen wir uns die Fettarten genauer an: Essen Sie die richtige Menge an einfach ungesättigten Fettsäuren, nehmen Sie leichter ab, schlechtes Cholesterin (LDL) wird gesenkt und das gute (HDL) erhöht. Ebenso helfen mehrfach ungesättigte Fettsäuren, Ihr schlechtes Cholesterin zu senken. Weniger gut für die Gesundheit sind dagegen gesättigte Fettsäuren und Transfettsäuren, da diese das schlechte Cholesterin steigen lassen. Um es etwas verständlicher zu

gestalten, habe ich Ihnen folgende Tabelle zusammengestellt. Generell sollten Sie schlechte Fette möglichst oft gegen gute Fette austauschen. Übertreiben Sie es aber nicht.
Wenn Sie täglich drei Avocados essen, wird es Ihnen trotz
guter Fette schwerfallen, Ihr Gewicht zu reduzieren.

Übersicht: Gesunde und weniger gesunde Fette

Fett-Art	Konsumieren oder reduzieren	Beispiele
einfach ungesättigte Fettsäuren	konsumieren	– Nüsse, Erdnüsse, Mandeln, Pistazien – Avocado – Raps- und Olivenöl
mehrfach ungesättigte Fettsäuren	konsumieren	– Fisch, z. B. Lachs – Mais-, Soja- und Sonnenblumenöl
gesättigte Fettsäuren	reduzieren	– Fleisch, Milchprodukte – Kokosnuss- und Palmöl
Transfett-säuren	reduzieren	findet man in vielen Fertigprodukten – Fast Food, z. B. Pommes in manchen Fast-Food-Ketten

Tauschen Sie schlechte Fette gegen gute Fette aus, und Ihr
Körper wird es Ihnen danken.

Nachdem ich Ihnen eine erste Übersicht über die drei

Nährstoffgruppen gegeben habe, stellt sich nun die Frage, wie viel aus welcher Gruppe Sie genau essen sollten.

Fett

Die American Heart Association empfiehlt, dass Fett 25 Prozent unserer täglichen Kalorien ausmachen sollte. Nehmen wir einmal an, Sie würden 1600 Kalorien pro Tag zu sich nehmen, dann könnten Sie etwa 45 Gramm Fett pro Tag essen. Andere Experten sagen sogar, dass 30 Prozent unserer täglichen Kalorienzufuhr aus der Gruppe Fette stammen können, sehr viel mehr sollten es aber auch nicht sein.

Kalorienbedarf pro Tag	Fett pro Tag (30 Prozent des Kalorienbedarfs)
1600 kcal	53 Gramm
1800 kcal	60 Gramm
2000 kcal	67 Gramm
2200 kcal	73 Gramm
2400 kcal	80 Gramm
2600 kcal	87 Gramm

Ich persönlich bin nicht nur gegen das Kalorienzählen, auch das Berechnen einzelner Nährstoffwerte finde ich anstrengend, nervtötend und wenig effizient. Wer will schon jedes

Mal ausrechnen, wie viel Gramm Fett nun in zwei Löffeln Olivenöl sind. Auf der anderen Seite: Wenn Sie überhaupt nichts über den Nährwertgehalt bestimmter Lebensmittel wissen, wird es Ihnen auch schwerfallen, dauerhaft abzunehmen. Wieder ist also ein Mittelweg unser Ziel: Eignen Sie sich genug Wissen an, um nicht aus Versehen die doppelte oder dreifache Menge an Fett zu sich zu nehmen (indem Sie sich beispielsweise auf den Lebensmitteletiketten über die Zusammensetzung informieren – diese Angaben finden Sie auf der Rückseite der meisten Produkte), aber hören Sie lieber auf Ihren Körper, sobald Sie ein ungefähres Gefühl dafür entwickelt haben.

Um Ihnen mal eine Idee zu geben: Beispielsweise würden Sie auf ca. 55 Gramm Fett pro Tag kommen, wenn Sie Folgendes essen:[28]

Mahlzeit	Lebensmittel und Fett (ca.)	Gramm Fett insgesamt und Kalorien insgesamt (ca.)
Frühstück	Vollkornbrötchen (1,5 Gramm) / gekochtes Ei (11,2 Gramm) / Frischkäse (5 Gramm)	17,7 Gramm Fett / 478 Kalorien
Snack	Apfel (0,17 Gramm) / Vollmilch-Joghurt (3,8 Gramm)	3,97 Gramm Fett / 123 Kalorien

Mahlzeit	Lebensmittel und Fett (ca.)	Gramm Fett insgesamt und Kalorien insgesamt (ca.)
Mittag	Spaghetti Bolognese (17 Gramm) / gemischter Salat mit Dressing, italienisch (3 Gramm)	20 Gramm Fett / 550 Kalorien
Snack	¼ Tafel Schokolade (7,5 Gramm)	7,5 Gramm Fett / 125 Kalorien
Abends	150 Gramm gebratene Hühnerbrust ohne Haut (5,3 Gramm) / Brokkoli (0,8 Gramm)	6,1 Gramm / 317 Kalorien
Insgesamt		55,27 Gramm / 1593 Kalorien

Wenn Sie aber Bratwurst mit Pommes essen, haben Sie mal eben ca. 50 Gramm Fett in einer Mahlzeit verdrückt.

Wir haben nun gesehen, dass etwa ein Drittel unserer Kalorien aus der Nährstoffgruppe Fett kommen kann. Die meisten meiner KlientInnen sind von dieser Zahl geschockt, und viele nehmen viel zu wenig gute Fette zu sich! Natürlich sind die meisten offensichtlich fetten Nahrungsmittel wie Sahnetorte, frittierte Frühlingsrollen, Pommes, Hamburger, Würstchen etc. nicht besonders gesund für uns, genießen Sie diese also eher selten, aber streichen Sie sie auch nicht komplett, denn sonst klopft Mr. Jojo-Effekt wieder an Ihre Tür. Andere Fette können Sie dagegen mit gutem Gewissen zu sich nehmen. Versuchen Sie beispielsweise, fetten Fisch wie Lachs und Sardinen mindestens zwei Mal pro Woche zu essen, um sicherzustellen, dass Sie genügend Omega-3-Fettsäuren zu sich nehmen. Noch einmal: Diese »guten« Fette, in Maßen genossen, machen Sie nicht dick, im Gegenteil: Sie stimulieren den Körper, noch mehr von einem bestimmten Hormon, Leptin, zu produzieren. Dies ist wiederum dafür verantwortlich, dass Ihr Stoffwechsel auf Hochtouren läuft und Sie Ihre Essensgelüste besser im Griff haben. Unterscheiden Sie also zwischen den alltäglich verwendbaren guten Fetten und den eher selten zu genießenden, nicht so guten Fetten.

Protein

Protein kann beim Abnehmen und Gewichthalten helfen.[29] Experten glauben, dass dies in Zusammenhang mit der Ausschüttung bestimmter Hormone steht, die uns helfen, uns länger satt zu fühlen. Ich würde auch hier das Zählen nicht übertreiben, sondern es nur darauf anlegen, eine ungefähre Vorstellung davon zu bekommen, wie viel Protein Ihr Körper täglich braucht: Es wird empfohlen, 1 bis 1,25 Gramm pro 2,2 Gramm Körpergewicht zu sich zu nehmen. Wenn Sie 63 Kilo wiegen, wären demnach 70 Gramm Protein ein guter Richtwert für Sie.

Auch hier hilft es, eine Zeit lang die Nährwertangaben auf den Packungen zu lesen oder, falls Sie momentan noch überhaupt keine Vorstellung haben, sich eine einfache Nährstofftabelle zuzulegen. Im Allgemeinen haben tierische Produkte einen hohen Anteil an Protein (z.B. Hühnerfleisch, Lachs, Steaks, Krabben), aber auch Hülsenfrüchte wie Kichererbsen oder schwarze Bohnen oder Tofu. Wenn Sie eher an Snacks denken, sind Joghurt, Milch oder die jeweiligen Varianten aus Soja gute Proteinquellen, genauso wie Hummus, Erdnussbutter, Hüttenkäse oder Käse generell. Zusammengefasst: Sie sollten zu jedem Snack und jeder Mahlzeit immer auch etwas Protein zu sich nehmen. Von reinen Protein-Diäten rate ich Ihnen aber dringend ab. Diese sind erstens nicht dauerhaft durchzuhalten und können, unter Umständen und über einen längeren Zeitraum ausgeführt, schädlich für Ihren Körper sein.

Kohlenhydrate

Gerade in den letzten Jahren sind viele Diäten in Mode gekommen, die sämtliche Kohlenhydrate aus dem Ernährungsplan streichen. Das bedeutet kein Brot, keine Nudeln, keine Kartoffeln, kein Reis, und bei einigen Diäten sind sogar Gemüse und Obst verboten! In der Tat nimmt man mit diesen Null-Kohlenhydrate-Diäten ab, aber auch ebenso schnell wieder zu. Lassen Sie sich nicht in die Irre führen! Ich jedenfalls kann mich nicht eine ganze Woche lang nur von Pute, Huhn oder Ei ernähren. Mir wird schon ganz übel, wenn ich nur daran denke. Weshalb Gemüse aus einem Abnehmplan gestrichen werden sollte, ist mir völlig rätselhaft. Aber gut … Falls Sie durch Selbstkasteiung durchhalten, werden Sie zwar Gewicht verlieren, aber vermutlich die ganze Woche lang nicht arbeiten können, weil Ihnen einfach die Energie dazu fehlt. Außerdem kann ich Ihnen versprechen, dass sich danach eine Brot- und Kartoffel-Phase anschließen wird, weil der Körper immer nach dem verlangt, was wir ihm eine Zeit lang verwehren. Zudem kann eine Diät, bei der Kohlenhydrate komplett gestrichen sind, für einige Menschen negative Auswirkungen auf die Gesundheit haben. Noch einmal: Balance ist unser Ziel!

Der GI-Index

Was bedeutet GI? Der **G**lykämische **I**ndex ist eine Maßeinheit, mit der die Wirkung bestimmter Nahrungsmittel auf den Blutzuckerspiegel angegeben wird. Diese Einheit kann von Person zu Person etwas schwanken, ebenso bei Produkten von verschiedenen Firmen. Neben diesen leichten Abweichungen gibt der Index jedoch interessante Richtlinien vor. Warum? Nahrungsmittel mit einem niedrigen GI werden vom Körper langsamer verwertet, was bedeutet, dass Sie sich länger satt fühlen und dadurch eventuell weniger Kalorien zu sich nehmen (zumindest wenn uns unsere Gefühle und Probleme keinen Strich durch die Rechnung machen). Essen Sie jedoch ständig Lebensmittel mit einem hohen GI, wird Ihr Blutzuckerspiegel schnell ansteigen und ebenso schnell wieder abfallen, was Sie wiederum nach noch mehr Nahrungsmitteln mit hohem GI verlangen lässt.

Das Interessante ist: Wenn Sie Nahrungsmittel mit einem hohen GI mit solchen verbinden, die einen niedrigen GI haben, reduziert sich der hohe GI. Einfacher ausgedrückt: Essen Sie statt Weißbrot pur lieber Weißbrot mit Pute! Dies ist der Grund dafür, warum es manchmal hilft, proteinhaltige Nahrungsmittel (welche oft einen niedrigen GI haben) mit kohlenhydrathaltigen Nahrungsmitteln (einige haben einen hohen GI, besonders alle, die lecker schmecken) zu kombinieren, um nach einer Mahlzeit nicht gleich wieder hungrig zu sein.

GI-Index
Niedriger GI = 55 oder weniger
Mittlerer GI = 56–69
Hoher GI = 70 oder mehr

Um Ihnen eine besseren Überblick in diesem Zahlendschungel zu verschaffen, gebe ich Ihnen in der folgenden Tabelle einige typische Beispiele. Wenn Sie mehr Informationen wollen, geben Sie einfach »GI« in eine Internet-Suchmaschine ein. Prinzipiell kann man sagen, dass die meisten

Gemüsesorten einen niedrigen GI haben, während stärkehaltige Lebensmittel wie Brot oft einen höheren GI besitzen.

Lebensmittel	GI
Baguette	95
Cornflakes	80
Weißbrot	72
Brokkoli, Kohl, Pilze, Salat	10
fettarme Milch	32
Joghurt, gesüßt	33
Kirschen	22
Weintrauben	46
Wassermelone	72 (natürlich hat **meine** absolute Lieblingsfrucht einen hohen GI! Die Welt ist nicht gerecht ...)

Manche Nahrungsmittel wie Rindfleisch, Hühnerfleisch,
Eier, Tofu und Nüsse enthalten so wenig Kohlenhydrate,
dass deren GI mit den Standard-Methoden gar nicht getes-
tet werden kann. Für uns bedeutet das, dass diese Lebensmittel wenig Einfluss auf unseren Blutzuckerspiegel haben,
und sie, wie bereits erwähnt, den GI anderer Lebensmittel
reduzieren können. Stellen Sie Ihr Essen ausgewogen und
vielfältig zusammen. Balance ist angesagt!

Welcher Ernährungstyp Sie auch sind: Halten Sie es einfach. Fangen Sie nicht damit an, komplizierte Rezepte nachzukochen und Tausende von Büchern zu lesen (es sei denn, Kochen ist Ihre Leidenschaft). Kaufen Sie sich beispielsweise tiefgefrorenes Gemüse, das oft mehr Nährstoffe hat als das vermeintlich frische, tagelang im Supermarkt liegende Gemüse. Holen Sie sich auch tiefgefrorenes Protein in Form von Lachs, Hühner- oder Rindfleisch. Füllen Sie Ihren Vorratsschrank mit braunem Reis und Vollkornbrot und haben Sie immer gesunde Fette wie Olivenöl, Nüsse und Avocados zur Hand. Wenn Sie sich zu Hause auf diese Weise ausstatten, besteht zumindest die Chance, sich, so oft es geht, schnell und einfach etwas Gesundes und Leckeres zubereiten zu können. Zudem können Sie auch gleich mehrere Portionen kochen und in kleinen Behältern einfrieren. Das spart auch Zeit und Energie.

Keine Verbote mehr!

Dies ist eine gewagte These, da sie nicht gerade der einer Standard-Diät entspricht. Dieses Buch soll aber auch keine Anleitung zu einer Standard-Diät sein, sondern langfristige Strategien zur Gewichtsabnahme aufzeigen. Ob Sie sich keine Verbote mehr auferlegen sollten, hängt jedoch auch etwas von Ihrem Ernährungstyp ab. Sind Sie beispielsweise ein Snacker, ist diese Strategie genau richtig für Sie. Prinzipiell basiert dieser Ansatz auf der Überlegung, dass Sie alles essen dürfen und sollen, solange es sich dabei um kleine Portionen handelt, z. B. um ein Stück Pizza statt einer ganzen. Dies bedeutet aber auch, dass Sie etwas erfinderisch werden müssen. Kaufen Sie sich also ein Stück Pizza auf die Hand, anstatt sich beim Italiener hinzusetzen. Teilen Sie kalorienreiche Snacks mit anderen oder kaufen Sie etwas, von dem Sie die Hälfte einfrieren können.

Das Positive an dieser Strategie liegt auf der Hand: Sie leiden nicht unter Entzugserscheinungen und deswegen auch weniger unter Phasen des Überessens, da Sie ja jederzeit alles essen können. Somit warten Sie auch nicht auf den Tag, an dem die Diät endlich vorüber ist, oder auf den Sonntag, an dem Sie immer ein üppiges Sonntagsmahl einnehmen. Sie essen dann, wenn Ihnen danach ist. Bauen Sie sogenannte »schlechte« Lebensmittel in Ihre tägliche Ernährung ein – aber in Mini-Portionen.

Diese Strategie ist für Binge-Personen und Abendschlemmer allerdings mit Vorsicht zu genießen. Bei manchen Menschen, die in diese Kategorie fallen, funktioniert dieser Ansatz zwar trotzdem, wenn sie sich entsprechend zurückhalten können. Da ja jederzeit alles erlaubt ist, muss ich nicht unbedingt alles heute essen. Bei manchen Menschen aber lösen bestimmte Lebensmittel ein Überessen aus. Sollte dies auch auf Sie zutreffen, essen Sie sich zuerst mit gesunden Lebensmitteln wie Salat und Gemüse satt, bevor Sie sich Ihre Pizza gönnen. Auf diese Weise haben Sie für die kalorienreichen Lebensmittel nicht mehr viel Platz. Sie müssen selbst entscheiden, ob Sie lieber einmal pro Woche eine große Pizza essen und sich den Rest der Woche gesund ernähren wollen oder ob Sie sich lieber jeden Tag eine Mini-Portion Pizza gönnen. Welche Version auch immer Sie bevorzugen, versuchen Sie bitte niemals, irgendwelche Nahrungsmittel für einen längeren Zeitraum von Ihrem Ernährungsplan zu streichen, da dies in den meisten Fällen einen Essanfall auslöst, bei dem Sie das verbotene Produkt im Übermaß konsumieren.

Viele meiner KlientInnen haben zunächst Einwände, wenn ich sie ermutige, kein Lebensmittel kategorisch auszuschließen. »Wenn ich einen Bissen Torte esse, muss ich den ganzen Kuchen haben.« »Ein Stück Schokolade, und schwupps – ist die ganze Tafel weg.« »Wenn ich erst einmal eine Handvoll Chips gegessen habe, ist keine Tüte vor mir sicher.« So lauten die typischen Kommentare. Wenn diese Verhaltensmuster auch auf Sie zutreffen, fragen Sie sich noch einmal, warum das so ist. Vielleicht weil Sie sich zwei Monate lang alles verboten haben? Eine Studie der University of New York at Buffalo fand heraus, dass diejenigen, die ihr Lieblingsnahrungsmittel über einen Zeitraum von zwei Wochen täglich aßen, weniger Lust auf dieses Produkt hatten. Ein interessantes Ergebnis, wie ich finde. Viele meiner Klienten merken, dass sie gar keine tägliche Riesenportion ihres Lieblingsessens brauchen, solange sie wissen, dass sie es dürften. Vielleicht ein neuer Ansatz, den Sie selbst auch einmal für sich ausprobieren könnten.

Im Folgenden schlage ich Ihnen ein paar Strategien vor, die meinen KlientInnen geholfen haben:

- Essen Sie lediglich eine kleine bzw. halbe Portion Ihres Lieblingsessens und ergänzen Sie den Rest mit gesunden Lebensmitteln, z. B. ein kleines Stück Lasagne mit Salat kombinieren, ein halbes Stück Torte und Joghurt oder ein paar Früchte dazu.
- Kaufen Sie nur noch Mini-Packungen und horten Sie keine Vorräte zu Hause. Kaufen Sie sich auf dem Heimweg z. B. eine kleine Tüte Chips und einen einzelnen Schokoriegel. Die Zeit der Familienpackungen ist vorbei, denn mit dem Geld, das Sie dadurch sparen, investieren Sie gleichzeitig in fünf Kilo Hüftgold! Legen Sie Ihren Schokoriegel in den Kühlschrank, bevor Sie ihn essen. Gekühlte Schokolade isst sich langsamer, und Sie haben mehr davon!
- Teilen Sie sich die »ungesunden« Mahlzeiten im Restaurant mit jemand anderem und bestellen Sie sich zusätzlich einen Salat oder eine Suppe als Vorspeise.
- Probieren Sie Ihr Lieblingsessen in der Light-Version, mittlerweile gibt es in der Tiefkühlabteilung viele kalorienreduzierte Gerichte. Manche schmecken, andere nicht, finden Sie für sich diejenigen heraus, die Sie glücklich machen und die Sie gut austauschen können.

- Gönnen Sie sich nach Ihrer Lieblingsmahlzeit ein kleines Dessert (z. B. ein Stück Schokolade, einen Joghurt etc.), sodass es Ihnen leichter fällt, frühzeitig aufzuhören und sich nicht komplett voll zu essen.

- Hören Sie auf, Ihren Teller leer zu essen. Das haben Ihnen Ihre Eltern vielleicht anders beigebracht, aber Sie müssen heute selbst Verantwortung für sich übernehmen! Ihr Essen ist nicht beendet, wenn der Teller leer ist, sondern wenn Sie sich angenehm gesättigt fühlen! Heben Sie sich den Rest für eine spätere Mahlzeit auf, oder – wenn Sie Angst haben, ihn gleich doch noch zu verputzen – frieren Sie ihn ein.

- Arbeiten Sie an Ihren Denkmustern, Teil 1: Versuchen Sie, sich auf einer »Hungergefühl-Skala« von eins bis zehn (eins = völlig ausgehungert, zehn = völlig überessen) immer zwischen drei und sieben zu bewegen. Viele Menschen überessen sich, weil Sie sich zu oft zu sehr aushungern. Wenn Sie nun Ihre Lieblingsmahlzeit essen (und ich nehme einmal an, dass dies eher keine Gemüsesuppe ist), versuchen Sie am besten, bereits bei einer fünf oder sechs aufzuhören. Das bedeutet, Sie sollen sich satt essen, wenn Sie eine gesunde Mahlzeit genießen, und sich bei kalorienreichem Essen ein leichtes Gefühl im Magen bewahren. Der Trick: Sie können jederzeit wieder etwas essen, wenn Ihnen wirklich danach ist, aber eben auch nur, wenn Sie frühzeitig aufhören. Diese Taktik, mit dem Essen aufzuhören, sobald Sie sich leicht gesättigt fühlen, benötigt etwas Übung. Zunächst wird es sich fremd anfühlen, die Gabel vorzeitig zur Seite zu legen. Vielleicht werden Sie ungeduldig sein und sich sagen: »Ich brauche jetzt sofort mehr Essen.« Üben Sie sich in Geduld!

- Arbeiten Sie an Ihren Denkmustern, Teil 2: Sich nur kleinere Portionen zu gönnen, ist etwas Gutes! Sie müssen Ihre Gedanken umprogrammieren. Anstatt »Ich verbiete mir, viel zu essen« sagen Sie sich: »Ich erlaube mir, frühzeitig aufzuhören und ich kann jederzeit wieder etwas essen, wenn mir danach ist. Ich behandle mich selbst mit Respekt und passe gut auf mich auf.«

- Essen Sie immer die Sachen, die Sie in diesem Moment wirklich essen wollen. Hören Sie ganz genau auf Ihren Körper. Will er jetzt wirklich ein Softeis oder will er einfach nur weniger Stress? Wenn Sie das Softeis wirklich wollen, essen Sie es. Vielleicht werden Sie erst einmal nicht abnehmen oder sogar leicht an Gewicht zulegen. Langfristig eröffnet Ihnen diese Taktik jedoch die Möglichkeit, besser auf den eigenen Körper zu hören. Nachdem Sie tagelang Lasagne gegessen haben (kein Überessen, sondern bis Sie ein leichtes Völlegefühl verspürt haben), wird eine Phase kommen, in der Sie sich nur Salat und Grünzeug wünschen. Nach einiger Zeit pendelt sich bei den meisten Menschen eine relativ ausgewogene Ernährung ein. Noch einmal: Voraussetzung ist, dass Sie auf Ihren Körper hören und Gefühle nicht mit Essen ausgleichen. Falls Sie noch nicht ausmachen können, woher die Lust auf Essen wirklich kommt, lesen Sie noch einmal den Teil des Buches, der sich mit »Glück« befasst, und arbeiten Sie an Ihren Themen.

Getränke – die heimlichen Kalorienbomben

Es ist wirklich erstaunlich, wie viele Menschen an ihrem Abnehmvorhaben scheitern, nur weil sie zu viel trinken. Ich spreche hierbei gar nicht unbedingt nur von Alkohol, sondern von allen kalorienhaltigen Getränken wie z. B. Cola, Fruchtsaft oder verschiedenen Kaffeevarianten. Viele denken immer noch, dass ein Smoothie oder ein frisch gepresster Saft gesund seien. Sie sind gesund wegen ihrer Nährstoffe, ja, aber wenn Sie danach einen Blick auf Ihr Kalorienkonto werfen, haben Sie soeben eine kleine Mahlzeit verdrückt, ohne den Magen wirklich zu füllen!

Wie Sie ja bereits wissen, bin ich keine Freundin des Kalorienzählens – ausgenommen bei Getränken. In diesem Bereich nämlich nehmen viele bis zu einem Drittel ihres Kalorienbedarfs zu sich, und am Wochenende gerne auch einmal etwas mehr! Fragen Sie sich selbst, wie viele Tassen Caffè Latte, wie viele Gläser Cola, Wein und Cocktails Sie pro Woche trinken. Wo ließen sich Kalorien einsparen? Probieren Sie einmal, Wasser mit einem Schuss Fruchtsaft (nur für den Geschmack) zu trinken, oder legen Sie ein Stück frische

Zitrone in Ihr Wasserglas. Trinken Sie Diät-Cola (aber auch davon bitte nicht zu viel) und probieren Sie es statt mit Wein mit einer Weinschorle. Es gibt mehrere Alternativen, die Ihnen Hunderte von Kalorien pro Woche einsparen und Sie Ihrem Traum vom Abnehmen näherbringen.

Wie immer geht es jedoch auch hier nicht darum, kategorisch etwas aus Ihrem Ernährungsplan zu verbannen, sondern einfach nur darum, ein stärkeres Bewusstsein zu entwickeln. Ein wenig Alkohol, besonders Wein, kann beispielsweise auch als Appetitzügler wirken – aufgrund des Alkoholgehalts sowie des Stoffes Pektin. Zudem gilt Wein als Gesundheitselixier –, solange er, wie bereits erwähnt, nur in Maßen genossen wird. Ein Glas pro Tag genügt, außerdem sollten Sie in der Woche einige alkoholfreie Tage einlegen.

Die folgende Tabelle gibt Ihnen eine Übersicht über den Kaloriengehalt einiger typischer Getränke. Schwankungen können je nach Produkt vorliegen.

Übersicht: Kaloriengehalt von Getränken

Getränk	Kalorien
1 Dose Cola	139
1 Glas Orangensaft	90 (45 pro 100 ml)
1 Glas Wein (125 ml)	90–120 je nach Wein (etwa 70 pro 100 ml; mit einer Flasche Wein kommt man somit leicht auf über 500 Kalorien)

Getränk	Kalorien
1 Schnapsglas Wodka	50
1 Tasse Kaffee, schwarz	5
1 Tasse Tee mit fettarmer Milch	15
Margarita	550 (so viel wie eine ganze Tafel Schokolade!!!)
Piña Colada	300
Eistee	380
Cosmopolitan	170
Mojito	215
Bier	150
Frucht-Smoothie (Shake)	300
Caffè Latte	260
Medium Mocca	300
Frappuccino	600

Nehmen wir einmal an, Sie hatten einen »normalen« Tag. Zum Frühstück haben Sie Orangensaft sowie einen Caffè Latte getrunken. Auf dem Weg zum Büro holen Sie sich Ihren zweiten Caffè Latte aus einem Coffeeshop, Sie lieben dieses Ritual nun mal. Zum Mittagessen trinken Sie eine Cola, und am Nachmittag laufen Sie einmal um den Block und kaufen sich einen Smoothie – die sollen ja so gesund sein, und Sie haben ja heute noch kein Obst gegessen, tun sich damit also nur etwas Gutes. Am Abend genießen Sie mit Ihrem Freund auf der Couch zwei Gläser Wein. Nun ja, und dass Sie später noch die Freundin in einer Bar treffen müssen, um sie aufzubauen, ist ja nun wirklich nicht Ihre Schuld, wer konnte schon ahnen, dass deren Partner sie von heute auf morgen verlässt. Cosmopolitans sind in einer solchen Situation Pflicht.

Verstehen Sie nun, was ich weiter oben meinte? Denken Sie nun noch einmal an das letzte Mal, als Sie am Wochenende so richtig auf den Putz gehauen haben. Zwei Cocktails, drei Gläser Wein – das alles war schnell weg? Obwohl Sie nun vielleicht sehr gesund und kalorienbewusst essen, zu Mittag einen Salat zu sich nehmen und zum Abendessen etwas Huhn mit Gemüse, wird Ihr Kalorienbedarf über die Getränke bereits mehr als genug abgedeckt, deswegen verlieren Sie kein Gewicht.

Sie müssen für sich entscheiden (und schon wieder die Verantwortung übernehmen), ob Sie bereit sind, in diesem Bereich Kalorien einzusparen. Wann könnten Sie beispielsweise mehr Wasser und Tee trinken, und in welchen Situationen möchten Sie an den kalorienhaltigen Getränken festhalten? Welche Getränke könnten Sie »entschärfen«, indem Sie zu kalorienärmeren Varianten wechseln (z. B. Fruchtsaftschorle anstelle von Saft oder fettarme Milch im Kaffee statt Vollmilch)? Gehen Sie Ihren individuellen Weg und finden Sie heraus, was zu Ihnen passt und was nicht.

Werden Sie selbst aktiv!

Auf welche kalorienhaltigen Getränke kann ich komplett verzichten, da sie mir nicht wirklich wichtig sind?

Welche kalorienhaltigen Getränke kann ich durch kalorienärmere Getränke austauschen?

Welche kalorienhaltigen Getränke möchte ich weiterhin konsumieren? Bin ich mir über deren Kaloriengehalt bewusst?

Zusammengefasst: Eine mögliche Strategie, Gewicht zu verlieren, besteht darin, seine Trinkgewohnheiten unter die Lupe zu nehmen und zu verändern.

(Auf-)Essen, was auf den Tisch kommt?

Wenn Sie ins Restaurant oder in ein Café gehen, wird Ihnen eine bestimmte Portion vorgesetzt. Sie denken: »Das ist eine normale Portion«, denn jemand hat Ihnen diese Portion ja zugeteilt. Natürlich haben Sie irgendwie schon das Gefühl, dass da etwas zu viel auf dem Teller liegen könnte, aber Sie verdrängen diesen Gedanken schnell. Dabei sind unsere Portionen in den letzten Jahren immer größer geworden! Der englische Begriff *Super Size* (bedeutet übersetzt »supergroße Portion«) sagt ja schon alles!

Was können Sie tun? Ich persönlich liebe es ja, auswärts zu essen, und habe das auch schon immer gern getan, auch als ich jünger war und nicht viel Geld zur Verfügung hatte. Wie das? Ganz einfach: Da die Portionen zu groß und die Preise generell zu hoch sind, bestelle ich mir entweder nur eine Vorspeise (ich finde ja, dass die meisten Vorspeisen raffinierter als viele Hauptgerichte sind), oder ich teile mir ein Hauptgericht mit jemand anderem und bestelle einen bunten Salat dazu. Noch besser: Wenn Sie in einer Gruppe ausgehen, bestellen Sie mehrere Gerichte für alle (z.B. drei Gerichte für fünf Personen), und teilen Sie sich die Bestellungen. Mit dieser Taktik ist auf dem Kalorienkonto immer noch Platz für ein Glas Wein oder sogar einen Nachtisch. Sie sehen, es gibt viele Möglichkeiten, und Sie müssen nicht ganz alleine eine Riesenportion essen oder – noch schlimmer – Vorspeise, Hauptgericht, Nachtisch, Wein und Brot-korb. Mit Letzterem können Sie sehr leicht Ihren gesamten Tagesbedarf an Kalorien in einer Sitzung »verprassen« und sich danach die Hände auf den vollen Bauch legen. Ist es da nicht schöner, alles zu genießen, was Sie wollen und Ihnen guttut, und das Restaurant **trotzdem** mit einem angeneh-men Gefühl im Bauch zu verlassen? Ganz nebenbei sparen Sie dazu noch jede Menge Geld …

Jetzt höre ich einige von Ihnen aufstöhnen: »Mir ist das aber peinlich, im Restaurant etwas zu teilen.« Wissen Sie, den meisten Kellnern ist es völlig egal, wie viel Sie bestellen, so-lange Sie höflich sind. Zudem können Sie immer argumen-tieren: »Wir fangen mit folgenden Gerichten an und schau-en danach, wie wir weitermachen.« Fragen Sie sich auch, für wen Sie Ihr Leben leben? Für den Kellner, der ganz andere Sorgen hat und den Sie nie mehr wiedersehen müssen, oder für sich selbst? Zudem können Sie viel öfter und für weniger Geld ausgehen, wenn Sie sich Gerichte mit anderen teilen oder nur Vorspeisen bestellen – wenn das mal kein Anreiz ist!

Im Folgenden habe ich Ihnen die wichtigsten Strategien zusammengestellt. Entscheiden Sie selbst, welche am bes-ten zu Ihnen passen.

- Bestellen Sie eine Vorspeise und teilen Sie sich einen Nachtisch.
- Hören Sie auf zu essen, sobald Sie sich angenehm satt füh-len. Falls Sie auf gar keinen Fall etwas zurückgehen lassen

wollen, fragen Sie höflich, ob Sie den Rest mit nach Hause nehmen können. Im Ausland ist dies allgemein üblich, es wird Zeit, dass auch deutsche Restaurants hierfür offener werden. Niemandem ist geholfen, wenn Sie sich zwingen, Ihren Teller leerzuputzen, und sich überessen. Ansonsten vertrete ich die Ansicht: Lernen Sie aus der Situation und bestellen Sie das nächste Mal weniger.

- Bestellen Sie immer nur einen Gang nach dem anderen. Fangen Sie mit der Vorspeise an. Sind Sie wirklich noch hungrig? Gut, dann bestellen Sie den nächsten Gang. Wenn nicht, dann loben Sie den Kellner für die ausgezeichneten Speisen und sagen Sie höflich, dass Sie bereits satt seien. Punkt. Basta.

- Essen Sie auf Ihrem Teller nur das, was Sie wirklich mögen, z.B. das leckere Fleisch und die Soße. Die Nudeln schmecken nicht besonders? Lassen Sie sie liegen.

- Teilen Sie sich ein Hauptgericht mit Ihrem Gegenüber. Das geht nicht, weil Ihr Liebster/Ihre Freundin/Ihr Kollege immer etwas Eigenes will? Dann könnten Sie abwechselnd bestellen, oder Ihr Partner ordert Beilagen dazu.

- Wenn Sie einen Nachtisch wollen, wählen Sie weise oder, wie bereits mehrfach erwähnt, teilen Sie. Ein Stück Karottenkuchen beispielsweise kann bis zu 800 Kalorien enthalten! Dafür können Sie fast eine komplette Pizza essen!

- Falls Sie sich beim Essen weniger zurückhalten wollen, bleiben Sie in puncto Getränke beim Wasser, um Kalorien zu sparen. Weine, Cocktails oder Softdrinks haben, wie bereits erwähnt, jede Menge »leere« Kalorien.

- Hmmm, der Brotkorb. Ich persönlich kann leckerem Brot nicht widerstehen. Wie sieht es bei Ihnen aus? Kalkulieren Sie das Brot entweder als Vorspeise ein, oder sagen Sie dem Kellner höflich, dass Sie kein Brot wünschen.

- Trinken Sie ausreichend Wasser, sobald Sie im Restaurant ankommen, damit Sie den Durst nicht mit Hunger verwechseln. Zudem werden Sie sich so schneller satt fühlen.

- Obwohl die meisten Menschen dies nicht verstehen: Essen Sie eine Kleinigkeit, **bevor** Sie ins Restaurant gehen. Das können ein paar Mandeln sein, ein Stück Obst oder ein Joghurt. Wichtig ist, dass Sie nicht völlig ausgehungert im Restaurant ankommen, denn in einem solchen Zustand können Sie erstens keine guten und gesunden Entscheidungen treffen und werden sich zweitens immer überessen.

- Kümmern Sie sich nicht darum, was andere, der Kellner oder Ihre Begleitung von Ihnen denken. Es geht um Sie – und Sie werden sich wundern: Sobald Sie den ersten unkonventionellen Schritt tun, z. B. ein Hauptgericht teilen, werden viele andere froh sein, die sich selbst nicht getraut haben, diesen Vorschlag zu machen.

Die Lügen der Lebensmittelindustrie

Glauben Sie der Werbung kein Wort. Es gibt die absurdesten TV-Werbespots, in denen Ihnen tatsächlich vorgegaukelt wird, dass Schokocreme, in Zucker ertränkte Joghurts und Co. gesund seien! Wie ich schon oft betont habe, geht es gar nicht darum, Essen in »gut« und »böse« zu unterteilen, aber wenn Sie glauben, dass eine Zuckerbombe gesund ist, nur weil sie ein paar Tropfen Milch enthält, dann täuschen Sie sich. Nein, auch Weißbrot ist trotz einiger dekorativer Körner obenauf nicht das Gelbe vom Ei. Gleiches gilt für sogenannte Multivitamin-Drinks, die mehr Zucker als ein Schokoriegel enthalten. Neulich habe ich in Australien einen TV-Werbespot gesehen, in der eine Mutter mit ihren drei superglücklichen Kindern die Straße entlanglief (die Mutter sah nach deren Geburt natürlich immer noch aus wie ein Top-Model mit Größe 34). Die Kinder kamen gerade aus der Schule, und die Mutter sagte zu sich selbst: »Ich muss meinen Kindern ihre tägliche Portion Kalzium geben.« Doch sie geht daraufhin nicht nach Hause und öffnet den Kühlschrank, um vielleicht ein Glas Milch einzugießen, sondern läuft stattdessen ins nächste Geschäft und kauft ihren Kindern Eiscreme – da auf der Packung steht, dass die Leckerei einen Beitrag zum täglichen Kalziumbedarf der Kinder leistet ... Was auf der Packung natürlich nicht steht und die Werbeindustrie Ihnen bestimmt nicht aufs Brot schmieren wird, ist, dass dieses Produkt vor Zucker nur so strotzt und den Blutzuckerspiegel der Kinder in die Höhe treiben wird.

Hin und wieder ist es so auffällig wie in diesem Spot, doch manchmal werden die Botschaften auch so überzeugend vermittelt, dass man sich wirklich fragt, ob man sich nicht doch etwas Gutes tut, wenn man dieses Produkt kauft – und genau da setzen auch die meisten Diätprodukte an. Sie treffen uns an unserem Schwachpunkt und geben uns Hoffnung. Dabei können Sie statt eines Pulver-Drinks auch einfach eine Scheibe Brot mit Käse und Salat essen. Damit hätten Sie die gleichen Kalorien zu sich genommen und fühlten sich auf jeden Fall »voller« als nach einem Magershake. Was also können wir tun? Informieren Sie sich gut, recherchieren Sie ein bisschen und legen Sie sich ein Grundwissen über Ernährung zu. Das muss nicht gleich ein Studium sein, lesen Sie einfach einmal einen Nachmittag lang nach, was der Körper wirklich braucht. Gehen Sie online, leihen Sie sich ein paar Bücher aus oder stöbern Sie in der Buchhandlung. Sie selbst sind für Ihre Ernährung und Ihren Körper verantwortlich. Geben Sie das nicht aus der Hand – und legen Sie die Verantwortung dafür schon gar nicht in die Hände der Diätindustrie.

Strategien zum Abnehmen – ganz individuell

Probieren Sie eine oder mehrere der folgenden allgemeinen Abnehmstrategien aus und finden Sie heraus, ob diese in Ihrem Fall funktionieren:

Schlafen Sie ausreichend. Wenn Sie müde sind, ist es wahrscheinlicher, dass Sie zu viel essen. Jeder Mensch braucht unterschiedlich viel Schlaf. Ich persönlich bin eine Vielschläferin, unter acht bis neun Stunden »funktioniere« ich nicht wirklich gut. Eine meiner Freundinnen ist topfit, auch wenn sie im Durchschnitt nur sechs Stunden schläft. Sie müssen für sich selbst herausfinden, was Ihnen guttut und was Ihr Minimum ist.

Einige Studien zeigen, dass man in den sogenannten Tiefschlafphasen möglichst nicht aufwachen und demnach entweder sechs, siebeneinhalb oder neun Stunden schlafen sollte. Andere Studien besagen, dass der Durchschnittsmensch zwischen sieben und acht Stunden Schlaf pro Nacht braucht. Wie bei fast allem rate ich Ihnen auch in diesem Fall dazu, es einfach auszuprobieren. Fest steht jedoch, dass ein regelmäßiger Schlaf- und Wachrhythmus förderlich ist, was bedeutet, jeden Abend immer ungefähr zur selben Zeit ins Bett zu gehen und morgens immer um dieselbe Zeit aufzustehen. Auch ein Ritual vor dem Einschlafen, z.B. zehn Minuten lesen, kann helfen, genauso wie ein kühler Raum und geschlossene Vorhänge. Letzteres ist wichtig, da das Hormon Melatonin, das Ihnen hilft, sich nach einer Nacht frisch und energiegeladen zu fühlen, vom Körper bei Dunkelheit produziert wird. Wie oft essen Sie, weil Sie müde sind, und nicht, weil Sie hungrig sind? Vermutlich öfter, als Sie denken. Probieren Sie am Wochenende einmal einen 15-Minuten-Power-nap (kurzer Schlaf während des Tages, um Kraft zu tanken), anstatt zum Essen zu greifen, und fragen Sie sich anschließend, ob Sie immer noch etwas zu sich nehmen wollen. Eine Viertelstunde reicht allerdings völlig aus, wenn Sie zu lange schlafen, fühlen Sie sich eher müde als erfrischt.

Zusammengefasst: Geben Sie dem Schlaf in Ihrem Leben absolute Priorität. Schlafentzug kann die Chance für Übergewicht erhöhen. Die Fachzeitschrift *Archives of Internal Medicine* schreibt, dass Menschen mit einem normalen Körpergewicht im Durchschnitt 16 Minuten länger schlafen als übergewichtige Menschen. Wenn das kein Grund ist, sich eine Runde aufs Ohr zu legen … *Sweet dreams!* [30]

Setzen Sie sich zum Essen hin. Wenn Sie im Stehen oder sogar im Gehen essen, können Sie sich weniger auf Ihre Mahlzeit konzentrieren, sie weniger genießen und sich ergo nicht so schnell satt fühlen, Sie überessen sich einfach leichter. Dies ist kein bahnbrechender Tipp, aber immer noch nehmen sich sehr viele Menschen keine Zeit zum Essen oder lenken sich während des Essens mit TV & Co. ab. Konzentrieren Sie sich auf Ihr Essen, es sollte in jenen Momenten die Hauptaktivität sein. Gestalten Sie zudem Ihren Essensbereich schön und gemütlich, zünden Sie ein paar Kerzen an, essen Sie öfter einmal vom guten Porzellan oder trinken Sie Ihr Wasser aus einem schicken Weinglas – das Leben ist zu kurz, um es nicht in vollen Zügen zu genießen. Zudem behandeln Sie sich damit selbst zuvorkommend, ohne sich »Streicheleinheiten« durch kalorienreiches Essen zu geben.

Richten Sie Ihr Essen stilvoll her. Sie können Ihr Essen lustlos auf den Teller werfen oder sich die Mahlzeit oder den Snack schön herrichten. Haben Sie schon einmal versucht, von kleineren Tellern zu essen? Eine Studie der Cornell-Universität hat gezeigt, dass Menschen, die von kleineren Schalen essen, sich weniger auftun – ohne es zu bemerken![31] Nun überlegen Sie einmal, wie viele Kalorien pro Tag Sie auf diese Weise unbewusst und ohne dass es wehtut, einsparen können! Das Gegenteil funktioniert natürlich auch: Wählen Sie größere Teller und Sie werden mehr essen. Warum nicht mal blaues Geschirr aussuchen? Angeblich essen Menschen von blauen Tellern weniger, scheinbar, weil wir diese Farbe unbewusst mit Gift (in der Natur) verbinden. Einen Versuch ist es auf jeden Fall wert.

Trinken Sie genug Wasser. Genauso wie wir Müdigkeit mit Hunger verwechseln können, verwechseln wir auch unser Durstgefühl mit Hunger. Wir essen, obwohl wir eigentlich etwas trinken müssten. Ich weiß, immer nur Wasser ist auf die Dauer langweilig, aber probieren Sie doch einmal, eine Zitronen- oder Orangenscheibe oder Apfelstücke ins Wasser zu legen. Oder kaufen Sie sich einen guten Saft und füllen Sie Ihr Glas zu 9/10 mit Wasser und zu 1/10 mit Saft. Zudem gibt es mittlerweile so viele hervorragende Tees in verschiedenen Geschmacksrichtungen, da sollte doch auch für Sie etwas dabei sein. Manchen hilft es auch, vor dem Essen ein großes Glas Wasser zu trinken, um nicht zu viel zu essen.

Gehen Sie keine Lebensmittel einkaufen, wenn Sie hungrig sind. Obwohl auch dies eine Strategie ist, die vielen von Ihnen bekannt sein dürfte, halten sich nur die wenigsten Menschen daran. Warum? Oft liegt es daran, dass wir erst einkaufen gehen, wenn wirklich nichts mehr im Haus ist. Versuchen Sie doch stattdessen, regelmäßig einen Tag in der Woche für den Einkauf von gesunden Lebensmitteln einzuplanen, und essen Sie **vorher** eine nahrhafte Mahlzeit.

Gehen Sie jeden Tag für mindestens 20 Minuten an der frischen Luft spazieren. Ihr Körper braucht Sonnenlicht (auch wenn die Sonne nicht scheint und es regnet). Nach einem Spaziergang werden Sie sich gleich viel besser fühlen, Sie bewegen sich und haben sogar etwas Zeit zum Nachdenken. Die Mittagspause beispielsweise ist eine gute Gelegenheit für einen kurzen Spaziergang. Zudem hat eine

Studie, die im *Journal of Clinical Endocrinology & Metabolism* veröffentlich wurde, gezeigt, dass Frauen, deren Vitamin-D-Werte niedrig waren, auch mehr Körperfett besaßen als der Durchschnitt.[32] Kennen Sie eine gute Quelle für Vitamin D? Genau, Sonnenlicht. Sie müssen und sollten sich nicht stundenlang in der Sonne aalen, aber 20 Minuten sind genau richtig.

Verlassen Sie sich nicht auf das Essen, um »Wohlfühl-Hormone« auszuschütten. Was können Sie tun, um sich besser zu fühlen? Versuchen Sie es mit Sport (z.B. Sprints) oder beruhigenden Work-outs wie Yoga. Treffen Sie Freunde, um sich glücklicher zu fühlen. Was hilft Ihnen sonst noch? Über welche Alternativen zum Essen verfügen Sie?

Ein Snack sollte eine kleinere Portion als eine Mahlzeit sein. Dies klingt erst einmal logisch, aber viele tun sich schwer mit der richtigen Portionsgröße. Kein Wunder, bekommen wir doch im Restaurant und von der Nahrungsmittelindustrie vorgegaukelt, dass *Super-Size*-Portionen die Normalität sind. Viele sind erst einmal geschockt, wenn ihnen tatsächlich normal große Portionen vorgesetzt werden. Abhängig von Ihrem täglichen Kalorienbedarf sollten Snacks nicht mehr als etwa 150 Kalorien enthalten. Essen Sie nicht mehr als zwei Snacks zwischen drei Mahlzeiten (nur, wenn Sie sehr kleine Mahlzeiten essen, empfehle ich Ihnen mehr Snacks).

Beispiele für Snacks:

- 1 kleiner Apfel mit einem kleinem Stück Käse
- 1 Joghurt (geben Sie auf den Zucker- und Fettgehalt acht)
- 14 Nacho-Chips mit Salsa
- 25 Erdnüsse
- Cappuccino mit fettarmer Milch (ja, das ist ein Snack!)

Eine Hauptmahlzeit sollte eine Hauptmahlzeit sein – und nicht zwei. Auch bei den Hauptmahlzeiten müssen wir uns wieder bewusst machen, was eine normale Portion eigentlich ist. Wir sind von Restaurants, Fast-Food-Ketten und der Werbung Riesenportionen gewöhnt, die weit von einer realistischen Essensration entfernt sind. Wie groß sollte eine Portion sein? Es kommt natürlich darauf an, wie hoch Ihr genereller Kalorienbedarf ist und was Sie gerade essen. Als Richtlinie können Sie jedoch die eigene Hand zu Hilfe nehmen: Die Portion von stärkehaltigen Lebensmitteln wie Kartoffeln, Pasta oder Reis sollte der Größe Ihrer zusammengepressten Faust entsprechen. Eine Portion Protein, z.B. Fleisch oder Fisch, können Sie an Ihrer Handfläche abmessen (ohne die Finger), und für Gemüse können Sie zwei Fäuste einplanen (oder mehr, wenn Sie hungrig sind). Mit Fett sollten Sie sparsam umgehen. Wenn Sie sich einen Teller nach diesen Angaben zusammenstellen, werden Sie über die Portion ziemlich erstaunt sein.

Merken Sie sich zudem, dass Gemüse immer die Hälfte Ihres Tellers ausfüllen sollte – und wenn möglich nicht in Butter ertränkt oder mit Sahnesoße überladen. Viele von uns füllen sich die Hälfte des Tellers jedoch bereits mit Nudeln oder Kartoffeln. Ich kenne viele Frauen, die sich wirklich sehr gesund ernähren, aber deren Portionen immer das Doppelte einer normalen Portion beinhalten und die deswegen trotz Sportprogramm nicht abnehmen. Versuchen Sie, die Portionsgrößen Ihrer Hauptmahlzeiten zu reduzieren, und Sie können relativ einfach Gewicht verlieren.

Machen Sie einen Nahrungsmittel-Test. Hierbei geht es mir nicht um eine mögliche Allergie – dies ist eine ernste Sache, und die meisten Menschen spüren sofort, wenn sie etwas essen, gegen das sie allergisch sind. Es gibt aber neuerdings noch einen weiteren Punkt, der häufig von Heilpraktikern vertreten wird. Es heißt, wir haben gegen manche Lebensmittel eine Intoleranz entwickelt, vertragen diese also einfach nicht mehr so gut wie andere. Sie können sich beim Heilpraktiker testen lassen oder einfach selbst eine Zeit lang genau auf Ihren Körper hören: Essen Sie dafür die einzelnen Lebensmittel möglichst isoliert und achten Sie darauf, wie Ihr Körper reagiert. Fühlen Sie sich nach einer Portion Nudeln müde? Wie vertragen Sie Milchprodukte? Essen Sie mehr Produkte, die Sie gut vertragen und weniger von denen, die Ihnen nicht guttun. Hierbei geht es weniger ums Abnehmen, sondern eher darum, im Einklang mit den Bedürfnissen Ihres Körpers zu leben – es geht um mehr Aufmerksamkeit und Achtsamkeit. Zu den typischen Lebensmitteln, gegen die man eine Intoleranz entwickeln kann, gehören Gluten-Produkte, z. B. Weizen oder Roggen, Milchprodukte und Eier. Noch einmal: Sie müssen diese Nahrungsmittel nicht ganz aus Ihrem Ernährungsplan verbannen, essen Sie einfach mehr von den Produkten, die Ihnen guttun, und weniger häufig von denen, die Ihrem Körper nicht bekommen.

Sie werden zu viel essen?
Der Notfallplan

Wenn Sie die Strategien aus dem ersten Hauptteil »Glück« sowie die Strategien in puncto Ernährung befolgen, sollte Ihr Heißhunger zurückgehen. Aber wissen Sie was? Wir alle haben diese Tage, an denen wir eine ganze Kuh verspeisen könnten – und das ist auch völlig in Ordnung. Das Leben ist nicht schwarz oder weiß, sondern spielt sich in verschiedenen Grautönen ab. Sie werden nicht immer alles im Griff haben, auch nicht Ihr Essverhalten. Es gibt Tage, da ist der Kühlschrank nicht vor Ihnen sicher. Sie können allerdings ein paar Tricks befolgen, damit Ihr Heißhunger nicht in ein Gelage ausartet.

Versuchen Sie vor allem, niemals zu streng mit sich selbst zu sein. Genau deswegen rate ich meinen KlientInnen dringend von Diäten oder Crash-Kuren ab. Bauen Sie Ihre Lieblingsspeisen in Maßen (entweder öfter kleinere Portionen oder normal große Portionen, aber dafür seltener) in Ihren Ernährungsplan ein, sodass sich ein Heißhunger erst gar nicht in dramatischer Weise aufbauen kann. Streichen Sie keine Nahrungsmittel, sondern gehen Sie einfach aufmerksamer mit kalorienreichem Essen um. Wahrscheinlich lesen Sie dieses Buch, weil Sie schon mehrere Diätversuche hinter sich haben und Ihr Zielgewicht nie langfristig halten konnten. Um diesen Zirkel zu durchbrechen, müssen Sie als Allererstes Abstand von Diäten nehmen. Ich weiß, das klingt absurd, war dies doch jahrelang Ihr Strohhalm und hat für eine gewisse Zeit auch funktioniert – doch es war eben nie von Dauer. Verabschieden Sie sich von der Selbstkasteiung und übernehmen Sie die Verantwortung für Ihren Körper und Ihre Gesundheit. Ein Extrem führt zum anderen Extrem, eine Crash-Diät führt automatisch zum Überessen.

Im Folgenden stelle ich Ihnen einige Strategien vor. Ich empfehle sie meinen KlientInnen, wenn diese merken, dass sie kurz davor sind, alle ihre guten Vorsätze über Bord zu werfen. Wählen Sie nur diejenigen Strategien aus, die Ihnen spontan zusagen. Denken Sie daran: Sie müssen zur Ihrem Ernährungstyp passen:

Mixen Sie kalorienreiche Mahlzeiten mit leichten Snacks. Erlauben Sie sich ruhig, die Dinge zu essen, nach denen es Sie gerade verlangt. Treffen Sie aber mit sich selbst die Absprache, dass es nicht in folgendem Satz mündet: »Jetzt ist eh alles egal.« Nachdem Sie beispielsweise zum Mittagessen eine Pizza gegessen haben, genießen Sie als Snack etwas Gesundes, z. B. einen Joghurt anstatt ein Stück Torte mit heißer Schokolade. Es ist niemals zu spät, und es existiert kein Punkt, an dem alles egal ist! Es gibt auch keine perfekten oder katastrophalen Essenstage, sondern nur gute und weniger gute Tage. Sie müssen versuchen, Ihr Schwarz-Weiß-Denken abzulegen, dies wird Ihnen helfen, sich seltener zu überessen. Wenn es keine schlechten Tage gibt, gibt es auch keinen Grund, alle guten Vorsätze über Bord zu werfen. Sie können jederzeit aufhören und auf sich achtgeben. Wenn Sie kalorienreiches Essen in Ihren Alltag integrieren, nehmen Sie diesem auch seinen Ruf als »schlechtes Nahrungsmittel« – Sie werden sich in schwierigen Phasen besser kontrollieren können.

Entdecken Sie gesunde Speisen, die Sie lieben und die Ihnen ein gutes Gefühl geben. Dazu könnten beispielsweise Kürbiscremesuppe, Pasta mit Gemüse, Sushi oder dünne Crêpes mit Joghurt gehören. Experimentieren Sie in Phasen, in denen es Ihnen gut geht, kochen Sie eventuell einiges auf Vorrat und frieren Sie es ein, oder sorgen Sie dafür, dass Sie die entsprechenden Zutaten immer zu Hause haben. Kommt dann der Heißhunger, greifen Sie doch zunächst einmal zu diesen Lebensmitteln und schauen Sie, ob Ihnen das »reicht«.

Seien Sie vorsichtig bei reinen Kohlenhydrat-Mahlzeiten, da diese häufig zu unkontrollierbarem Heißhunger führen. Wenn Sie beispielsweise eine Weißmehl-Zucker-Kombi essen, schnellt Ihr Insulinspiegel nach oben. Sie spüren ein kurzes Energiehoch, nur um kurz danach wieder in Lethargie zu versinken. Anstatt Toastbrot mit Marmelade zu essen, kombinieren Sie lieber Toastbrot mit Pute. Versuchen Sie also, wie bereits mehrmals erwähnt, Kohlenhydrate mit Protein zu kombinieren, und essen Sie Ihren Nudelsalat mit Ei oder Ihre Pfannkuchen mit einem Joghurt.

Essen Sie an Heißhungertagen wasserreiche Lebensmittel. Neben Getränken wie Wasser oder Tee können Ihnen auch wasserreiche Nahrungsmittel wie Wassermelonen oder andere Obst- und Gemüsesorten helfen. Auf diese Weise fühlen Sie sich schneller satt, ohne zu viele Kalorien zu sich genommen zu haben.

Erlauben Sie sich, alles zu essen, aber essen Sie alles so langsam wie möglich. Auch hier geht es wieder darum, ein Abkommen mit sich selbst zu treffen. Sie erlauben sich zwar, alles zu essen, im Austausch dafür aber müssen Sie halb so schnell wie üblich essen. Für viele Menschen reicht diese Methode aus, um relativ schnell zu bemerken, wann sie satt sind und dass sie gar nicht mehr alles aufessen müssen.

Erlauben Sie sich, alles zu essen, aber nur im Beisammensein mit anderen. Dies ist ein toller Trick. Die meisten essen an einem Heißhungertag »im Geheimen«. Treffen Sie die Abmachung mit sich selbst, sich alles zu erlauben, aber nur im Beisammensein mit anderen zu essen. Für viele reicht dies als Regulator aus, da man sich in Gesellschaft doch meist nicht vollkommen gehenlassen möchte. Zudem entspannen viele, wenn sie mit anderen Menschen zusammen sind, sie können reden, und vielleicht löst sich der Grund für ihren Heißhunger bereits dadurch in Luft auf.

Führen Sie ein Ernährungstagebuch. Dies gilt besonders für diejenigen unter Ihnen, die nicht in einem Heißhungeranfall zu viel essen, sondern über mehrere Tage oder Wochen die Zügel immer mehr lockerlassen. Wir nehmen nicht »plötzlich« fünf Kilo zu, sondern haben öfter die falschen Entscheidungen getroffen. Machen Sie sich Ihr Essverhalten bewusst. Führen Sie sich selbst vor Augen, was Sie im Laufe eines Tages alles essen, und versuchen Sie dann, Veränderungen vorzunehmen.

Knabbern Sie gesunde Sachen, soviel Sie können. Dies gilt besonders für die Snacker, die zwar keine großen Portionen auf einmal verdrücken, dafür aber den ganzen Tag über essen. Häufig wird Essen dazu benutzt, die Nerven zu beruhigen oder etwas aufzuschieben. Snacken Sie, aber nehmen Sie sich dafür größere Mengen von gesundem Essen vor,

z. B. Gemüsesticks mit Dip, Obst mit Joghurt, Reiscracker mit Pute, ungesüßtes Popcorn. Auf diese Weise können Sie ständig knabbern und nehmen trotzdem nicht zu.

Analysieren Sie, was wirklich los ist. Dies gilt sowohl für Heißhungerkandidaten als auch für Snacker. Machen Sie eine Pause. Fragen Sie sich, was wirklich los ist. Können Sie das Problem lösen? Können Sie es vertagen? Stellen Sie sicher, dass Sie sich selbst immer an die erste Stelle setzen. Verhalten Sie sich gerade entsprechend diesem Vorsatz oder bestrafen Sie sich mit Ihrem Essverhalten? Ihr Wohlbefinden ist das Wichtigste. Lassen Sie nicht zu, dass andere Menschen Sie in eine Situation bringen, in der Sie sich »aufgeben«.

Sie haben zu viel gegessen? Der Notfallplan

Sie konnten sich selbst nicht stoppen. Sie hatten einen schlechten Essenstag oder sogar mehrere hintereinander. Nun lautet die allerwichtigste Regel:

Fangen Sie keinesfalls aus lauter Verzweiflung eine Diät an! Gehen Sie niemals vom Überessen zu einem strengem Essensplan über. Bestrafen Sie sich nicht selbst, sondern versuchen Sie zunächst, sich zu entspannen und nicht in Panik zu verfallen! Eine Studie der Cornell University in den USA zeigt, dass diejenigen, die über einen Zeitraum von zwei Wochen zu viel gegessen und als Resultat ein paar Kilo zugenommen hatten, die Hälfte davon wieder abnahmen, nachdem sie zu ihrem normalen Essverhalten zurückgefunden hatten.[33] Was machen die meisten von uns falsch? Ganz einfach: Aufgrund von Panik, schlechtem Gewissen und Zeitdruck nehmen wir die nächstbeste Diät, scheitern nach einer Woche kläglich und nehmen noch mehr zu. Wenn Sie also stattdessen einfach zu sich sagen: »Gut, und jetzt wieder zurück zum Alltag«, wird Ihr Körper das Übergewicht automatisch loslassen. Ihr Ziel nach einer schlechten Essensphase sollte es sein, die Gewichtszunahme zu stoppen, und nicht, das Gewicht sofort wieder zu verlieren. Wenn Sie sich nämlich in einer solchen Phase das Ziel setzen, augenblicklich Gewicht zu verlieren, obwohl Ihre Emotionen offensichtlich im Tumult sind und in Ihrem Leben gerade etwas nicht so läuft, wie es sein sollte, geben Sie sich selbst keine Chance. Ein Versagen ist daher schon vorprogrammiert. Ihr Unterbewusstsein verlangt nach Essen und »loslassen« – und Sie geben Strenge und Disziplin vor. Was, glauben Sie, wird passieren?

Noch einmal: Versuchen Sie, loszulassen und Abstand von Extremen zu nehmen. Halten Sie Ihr Gewicht, versuchen Sie zu normalem Essverhalten zurückzufinden, und wenn Sie sich emotional in einer besseren Situation und Phase befinden, können Sie immer noch darüber nachdenken, an welchen Ecken Sie Ihren Essensplan optimieren können oder ob Ihr Sportprogramm noch ausbaufähig ist.

Lernen Sie aus den schlechten Phasen. Es gibt keine Fehler, es gibt nur Lernprozesse. Seien Sie dankbar, dass es eine schlechte Phase gab, denn jetzt können Sie daraus lernen und es das nächste Mal besser machen. Erwarten Sie keine Perfektion von sich, denn diese ist nicht möglich, und Sie werden sich automatisch immer als Versager fühlen. Diejenigen, die langfristig erfolgreich abnehmen, sind nicht diejenigen, die immer perfekt essen. Es sind diejenigen, die nach einer Niederlage am schnellsten wieder aufstehen, weitermachen und aus ihren Fehlern lernen.

Welche Situation hat Sie zum Überessen gebracht? Was haben Sie vorher getan oder nicht getan? Welche Lebensmittel haben Sie vorher im Akkord gegessen? Oder haben Sie zu lange nichts gegessen? Könnte irgendetwas Ihren Insulinspiegel durcheinandergebracht haben, z. B. zu viele reine Kohlenhydrat-Mahlzeiten hintereinander? Was war los? Akzeptieren Sie die Hochs und Tiefs und kalkulieren Sie die Tiefs mit ein. Kein Abnehmplan verläuft geradlinig, sondern mal besser und mal weniger gut. Wenn Sie die Perfektion anstreben, und es läuft dann einmal nicht so gut, sind Sie eher geneigt, alles hinzuwerfen! Ich habe einmal gelesen, dass Perfektion die höchste Form der Selbstmisshandlung sei. In dieser Aussage steckt etwas Wahres.

Stellen Sie sicher, dass Sie Ihre »Angst-Lebensmittel« in Ihren Essensplan einbeziehen. Ich weiß, ich habe dies nun schon mehrmals erwähnt, aber ich kann es nicht oft genug betonen. Es gibt kein schlechtes oder gutes Essen. Nur zu viel und zu wenig. Essen Sie die Lebensmittel, die Sie sonst zum Überessen bringen, regelmäßig. Nehmen Sie sich selbst die Angst, sich nicht mehr unter Kontrolle zu haben. Die Kontrolle verlieren Sie nur, wenn Sie sich etwas komplett verbieten. Wenn Sie es aber oft essen können, müssen Sie sich auch nicht daran überessen. Die kleinen Sünden machen Sie nicht dick. Ein Sich-Gehenlassen über mehrere Tage hinweg schon. Essen Sie Ihre Lieblingsspeisen regelmäßig!

Hören Sie auf Ihren Körper und Ihren Geist. Dies ist gerade nach Heißhungerphasen wichtig. Sie haben Ihrem Körper vorher zu viel gegeben. Nun achten Sie genau darauf, wann Sie sich satt fühlen, wann Sie durstig sind, wann Sie Ruhe brauchen. Haben Sie Lust auf etwas Frisches oder etwas Salziges? Noch einmal: Versuchen Sie nicht, von einem Extrem (Überessen) zum nächsten (Hungern) überzugehen. Essen Sie, aber hören Sie auf Ihre Bedürfnisse.

Freunden Sie sich mit Gemüse und Frühstück an

Normalerweise heißt es immer: »Essen Sie weniger von XY. Reduzieren Sie Z.« Jetzt dürfen Sie genau das Gegenteil tun. Essen Sie, soviel Sie wollen. Dies ist kein Witz, nein: Sie können so viel Gemüse essen, wie Sie wollen. In der Regel essen wir alle viel zu wenig Grünzeug. Experten empfehlen etwa fünf Portionen Gemüse pro Tag. Wie viel haben Sie heute schon gegessen? Die Salatblätter auf Ihrem Sandwich zählen noch nicht einmal als eine Portion!

Warum Gemüse gut für Sie ist? Zum einen hilft es Ihnen, einigen Krankheiten vorzubeugen, zum anderen können Sie große Mengen davon essen, ohne viele Kalorien zu sich zu nehmen – Sie fühlen sich also satt und nehmen trotzdem ab.

Studien zeigen, dass der Konsum von Gemüse und Obst (empfohlen werden ca. fünf Portionen täglich) helfen kann, Gewicht zu verlieren oder zu halten![34] Ist das nicht großartig? Essen Sie Gemüse, und Sie werden nicht zunehmen! Die einzigen Gemüsesorten, bei denen Sie sparsamer vorgehen sollten, sind Erbsen, Mais und Kartoffeln, da diese mehr Kalorien haben als Gemüse mit einem hohen Wasseranteil wie Salat, Brokkoli, Zucchini oder Spinat. Wie gesagt, es geht nicht um die Vermeidung dieser Sorten, sondern nur um ein Basiswissen: Wenn Sie jeden Tag nur Erbsen, Mais oder Kartoffeln als Gemüseportion essen, werden Sie eher weniger abnehmen als mit anderen Sorten.

Eine Portion Gemüse enthält durchschnittlich nur 25 Kalorien, also bitte greifen Sie zu! Essen Sie ruhig etwas Fett zu Ihrem Gemüse, manche Vitamine werden dadurch vom Körper besser aufgenommen – hier liegt die Betonung auf **etwas,** gemeint ist damit nicht unbedingt frittiertes Gemüse! Sie können beispielsweise etwas Olivenöl verwenden oder eine Avocado, Nüsse oder Ähnliches zu Ihrem Gemüse essen. Stellen Sie leckere Dips her, probieren Sie verschiedene Zubereitungsarten aus, damit Ihnen nicht so schnell langweilig wird, oder halten Sie es einfach und kaufen Sie Tiefkühlgemüse.

Ihnen fehlen Ideen, wie Sie Gemüse in Ihren täglichen Ernährungsplan integrieren können? Essen Sie Omelette mit Pilzen, Tomaten und Spinat zum Frühstück. Snacken Sie rohes Gemüse wie Karotten mit Hummus. Füllen Sie für Ihr Mittag- und Abendessen die Hälfte Ihres Tellers mit Gemüse. Probieren Sie doch auch einmal neue Gemüsesorten aus, z. B. Sprossen, Rote Bete oder Endiviensalat. Bestellen Sie sich im Restaurant eine Extraportion Gemüse oder einen Beilagensalat. Vorsicht mit fettigen Salatsoßen oder in Butter getränktem Gemüse, sagen Sie dem Kellner ruhig, welche Zubereitungsart Sie mögen.

Viel Gemüse zu essen, ist besonders dann eine gute Taktik, wenn Sie das Gefühl haben: »Heute ist ein Tag, an dem ich richtig viel essen möchte.« Manchmal gibt es solche Tage einfach und generell spüren Sie dies relativ frühzeitig. Anstatt sich mit kalorienreichen Nahrungsmitteln zu überessen, versuchen Sie, »Tonnen« von Gemüse zu konsumieren. Da Gemüse zum Großteil aus Wasser besteht und viele Ballaststoffe enthält, werden Sie sich schnell voll und gesättigt fühlen. Essen Sie am besten auch vor jeder Mahlzeit einen Salat oder eine Suppe: Eine Studie der Penn State University zeigt, dass diejenigen, die ihr Essen auf diese Weise beginnen, etwa zwölf Prozent weniger vom Hauptgericht essen.[35]

Jetzt fragen Sie sich bestimmt: »Und was ist mit Obst?« Zuallererst: Obst ist gut für Sie! Es enthält wertvolle Vitamine und Ballaststoffe. Trotzdem sollten Sie es mit Obst nicht übertreiben. Warum? Obst steckt voller Fructose, und das ist eben auch nichts anderes als Zucker, deswegen schmeckt es ja auch so schön süß. Natürlich lässt sich jetzt argumentieren, dass eine Banane trotzdem gesünder ist als ein Schokoladenriegel. Ja, das ist sie, aber wenn Sie meinen, jetzt Unmengen von Obst essen zu müssen, um Ihrer Lust auf Schokolade zu entgehen, könnte es in puncto Kalorien klüger sein, einfach gleich den Schokoriegel zu essen und es damit gut sein zu lassen. Drei Bananen werden Ihnen diese Lust höchstwahrscheinlich nicht nehmen. Wenn Sie Obst zu sich nehmen, versuchen Sie immer, etwas Protein dazu zu essen. Da Obst viel Fructose enthält, schnellt bei manchen Sorten Ihr Blutzuckerspiegel in die Höhe, und Sie bekommen Hunger auf mehr Zucker. Essen Sie Ihren Apfel beispielsweise mit etwas Käse, einem Joghurt, Erdnussbutter oder ein paar Nüssen. Ich empfehle als Richtlinie zwei bis drei Portionen Obst. Streichen sollten Sie die Vitaminbomben auf keinen Fall! Zuckerärmere Obstvarianten sind z. B. Beeren wie Erdbeeren, Himbeeren oder Blaubeeren, die können Sie auch gut tiefgefroren kaufen.

Neben Gemüse sollten Sie sich auch mit dem Frühstücken anfreunden. Sollten Sie nun zu den Menschen gehören, die vor dem Mittagessen absolut keinen Bissen herunterbekommen, bin ich persönlich immer dagegen, dass man sich zwingt. Generell kann aber Folgendes festgehalten werden: Forschungen des Addenbrooke's Hospital in Großbritannien zeigen, dass diejenigen, die zum Frühstück die größte Portion verzehrten, am wenigsten zunahmen, obwohl sie im Vergleich zu anderen Versuchsteilnehmern insgesamt die meisten Kalorien verdrückten![36] Ich persönlich denke zwar, dass Sie nicht wahllos alles essen können, nur weil Sie gut gefrühstückt haben. Trotzdem bedeutet dies, dass Sie morgens für eine gute Grundlage sorgen sollten. Versuchen Sie, zum Frühstück etwa 300 bis 400 Kalorien zu sich zu nehmen und essen Sie dabei genügend Protein – ja, auch schon am Morgen. Versuchen Sie eher weniger zuckerhaltiges Müsli oder Cornflakes zu essen. Dafür müssen Sie noch nicht einmal akribisch die Nahrungsmittelangaben lesen: In der Regel enthalten gerade Cornflakes sehr viel Zucker.

Auch weißes Toastbrot mit Marmelade oder Brötchen mit Honig sind nicht die beste Idee, um in den Tag zu starten.

Warum? Sie werden zunächst einen »Zucker-Höhenflug« spüren, der Ihnen kurzfristig Energie schenkt, danach aber in ein Energieloch rutschen. Versuchen Sie deswegen, Ihren Zuckerverbrauch im Zaun zu halten und probieren Sie stattdessen Joghurt oder Quark (zuckerreduziert) oder Vollkornbrot mit Pute oder Käse und Gurkenscheiben. Wenn es Müsli sein soll, dann überprüfen Sie, dass genügend Ballaststoffe enthalten sind (fünf bis zehn Gramm sind ein gutes Ziel), sodass Sie wiederum Ihr Hungergefühl im Griff haben. Haferflocken eignen sich gut, da sie von Natur aus Protein enthalten.

Mögen Sie Eier zum Frühstück? In einer Studie der Louisiana State University fand man heraus, dass diejenigen Frauen, die über einen Zeitraum von acht Wochen jeden Morgen als Bestandteil einer fettreduzierten Diät zwei Eier zum Frühstück aßen, 65 Prozent (!) mehr Gewicht verloren als die Frauen, die einen Bagel (Weißmehl) konsumierten.[37] Ich denke, die wichtige Erkenntnis ist an dieser Stelle: Essen Sie proteinhaltige Lebensmittel zum Frühstück. Wenn Sie eher nicht der Frühstücks-Typ sind, versuchen Sie es doch einmal mit einem Shake aus Früchten, Milch und Joghurt, um in den Tag zu starten, und nehmen Sie sich einen großzügigen Snack für den Vormittag mit.

Resümee: Ernährungsstrategien

Dieses Buch unterscheidet sich von herkömmlichen Diät-ratgebern. Sie bekommen keinen detaillierten Plan von mir, was und wie viel davon Sie wann essen sollen. Sie erhalten auch keine Rezepte. Dennoch lasse ich Sie nicht alleine, denn Sie haben sich ein Buch ausgesucht, um darin Richtlinien für ein erfolgreiches Abnehmen zu finden. Es ist auch richtig, dass Sie eine ungefähre Idee davon haben müssen, was Sie tun oder lassen sollen, um Ihr Übergewicht loszuwerden. Aber: Ich übertrage Ihnen mehr Verantwortung, als Sie es von der Diätindustrie gewohnt sind.

Im Folgenden erhalten Sie eine Übersicht der bisher vorgestellten Ernährungsstrategien, und Sie müssen selbst entscheiden, welche zu Ihnen passen und welche nicht. Probieren Sie ruhig etwas Neues aus, aber wenn Sie damit nicht erfolgreich sind, gehen Sie über zur nächsten Strategie. Testen Sie bitte um Himmels willen nicht alle Strategien auf einmal, nur weil Sie besonders schnell abnehmen wollen. Dadurch würden Sie wieder zu einem Extrem neigen, und wir wissen ja, was im Anschluss an extremes Verhalten geschieht: Das Pendel schlägt um in die andere Richtung. Ich empfehle grundsätzlich, etwa drei bis fünf Strategien aus der Kategorie Ernährung pro Woche einzuhalten. Sie können jede Woche neue Strategien wählen oder alte, gut funktionierende beibehalten.

Wir alle sind verschieden, und deshalb unterscheidet sich auch unser ideales Essverhalten. Ich beispielsweise kann sehr gut nur mit einer kleinen Portion Süßem auskommen, ich bin glücklich über eine Rippe Schokolade und kann den Rest der Tafel liegenlassen. Würden Sie mir nach einem bestimmten Diätplan empfehlen, nur einmal die Woche und dafür eine ganze Tafel zu essen, würde ich die Diät nach kurzer Zeit abbrechen. Es macht mir auch nichts aus, vornehmlich nur Wasser zu trinken oder fettes Essen zu meiden. Nehmen Sie mir jedoch mein Brot weg, werde ich wahnsinnig. Genauso müssen auch Sie für sich herausfinden, was gut für Sie ist, was Sie brauchen und an welchen Stellen Sie bereit sind, Veränderungen vorzunehmen. Denn eines ist sicher: Wenn Sie gar nichts ändern, wird sich auch die Zahl auf Ihrer Waage nicht zum Positiven verändern. Die Ernährung spielt eine wichtige Rolle, wenn es ums Abnehmen geht, aber sie ist nicht alleine ausschlaggebend für Ihren Erfolg. Stellen Sie sicher, dass Sie auch die Kategorien Bewegung und Glück in Ihren Alltag einbeziehen.

Im Folgenden sind die Strategien, die ich in diesem Kapitel vorgestellt habe, in vier Gruppen zusammengefasst. Kalorienreduktion, Portionsverminderung, Portionsvergrößerung und allgemeine Strategien. Suchen Sie sich die Strategien und Teilstrategien aus, die am besten zu Ihrem Leben passen. Sie sind in Ihrer Wahl völlig frei, nehmen Sie sich aber nicht zu viel auf einmal vor.

Strategie A: Reduzieren Sie oder tauschen Sie aus (Kalorienreduktion)

1. **Kalorienreiche Getränke:** Reduzieren Sie diese oder tauschen Sie sie durch kalorienärmere Varianten aus.

   a. Alkohol (reduzieren Sie die Menge so stark wie möglich oder versuchen Sie, Weinschorlen o. Ä. zu trinken, um den Kaloriengehalt zu senken)

   b. Soft-Drinks (versuchen Sie, kalorienhaltige Limonaden so gut wie ganz zu streichen, oder wählen Sie die Diät-Variante – aber auch davon sollten Sie nicht zu viel trinken)

   c. Fruchtsaft (wenn Sie den Geschmack wirklich brauchen, mischen Sie Saft mit Wasser im Verhältnis 1/10 oder trinken Sie Gemüsesaft, da dieser weniger Kalorien enthält)

   d. Caffè Latte, heiße Schokolade (versuchen Sie stattdessen Kaffeevarianten mit fettarmer Milch oder wählen Sie Tee, sparen Sie am Zucker)

2. **Süßigkeiten:** Reduzieren Sie diese oder tauschen Sie sie durch kalorienärmere Varianten aus.

   a. Kleinere Portionen und dafür öfter, z. B. täglich eine Rippe Schokolade

   b. Normale/größere Portionen und dafür seltener, z. B. einmal pro Woche eine halbe Tafel Schokolade

   c. Kalorienärmere Süßspeisen, z. B. ein Joghurt mit Früchten statt Sahnetorte

3. **Fast Food, fettiges Essen:** Reduzieren Sie es oder tauschen Sie es durch kalorienärmere Varianten aus.

   a. Kleinere Portionen und dafür öfter, z.B. ein Spiegelei mit Butter angebraten

   b. Normale/größere Portionen und dafür seltener, z.B. alle zwei Wochen eine Portion Pommes Rot-Weiß

   c. Kalorienärmere Varianten, z.B. Kartoffelecken im Backofen zubereitet

   d. Nahrhaftere Varianten: Essen Sie verstärkt »gesunde« Fette (wie in Avocados, Nüssen etc.) statt »ungesunder« Fette.

4. **Weißmehlprodukte:** Reduzieren Sie sie oder tauschen Sie sie durch nahrhaftere Varianten aus.

   a. Kleinere Portionen und dafür öfter, z.B. pro Tag ein kleines Brötchen aus Weißmehl

   b. Normale/größere Portionen und dafür seltener, z.B. pro Woche ein Stück Kuchen

   c. Kalorienärmere Varianten, z.B. dünne Crêpes statt dicker Pfannkuchen

   d. Nahrhaftere Varianten, z.B. durch den Wechsel von Weißmehl- zu Vollkornprodukten

5. **Produkte mit hohem Glyx-Index und behandelte Lebensmittel:**

   a. Versuchen Sie, eher unbehandelte Lebensmittel zu essen, z.B. braunen statt weißen Reis. Regel: Je weniger das ursprüngliche Nahrungsmittel verarbeitet wurde, desto besser ist es für Sie.

b. Nehmen Sie eher Lebensmittel zu sich, die einen niedrigen Glyx-Index haben, oder kombinieren Sie Nahrungsmittel mit hohem und niedrigem GI miteinander.

Strategie B: Portionsverminderung und Kontrolle

6. Generelle Portionskontrolle für Mahlzeiten:
Überprüfen Sie, ob Sie zu große Portionen essen. Protein, z.B. Fleisch, sollte etwa Ihrer Handfläche entsprechen (ohne die Finger), eine Portion Kohlenhydrate, z.B. Nudeln, so groß wie Ihre Faust sein. Gemüse können Sie essen, soviel Sie möchten. Seien Sie sparsam mit Fett.

7. Wenn Sie auswärts essen:

a. Teilen Sie sich eine Hauptmahlzeit mit jemand anderem.

b. Bestellen Sie sich eine Vorspeise statt eines Hauptgerichts.

c. Verzichten Sie auf Brot, Nachtisch und kalorienreiche Getränke.

8. Überprüfen Sie Ihre Snacks:

a. Ein Snack sollte nicht mehr als etwa 150 Kalorien enthalten.

b. Versuchen Sie ein ausgewogenes Verhältnis zwischen Kohlenhydraten, Protein und Fett zu erreichen.

c. Wenn Sie eine »Mahlzeit-Persönlichkeit« sind, versuchen Sie mindestens einen Snack pro Tag einzubauen, sind Sie ein »Snacker«, genehmigen Sie sich etwa drei

Snacks pro Tag und passen Sie die Größe Ihrer Mahlzeiten entsprechend an.

9. Hören Sie auf zu essen, bevor Sie komplett satt sind:

  a. Auf einer Skala von eins bis zehn (zehn = vollkommen
satt) sollten Sie die sieben als Grenze möglichst nicht
überschreiten.

  b. Essen Sie vor Ihrer Mahlzeit eine Suppe oder einen
Salat oder trinken Sie ein großes Glas Wasser.

  c. Stellen Sie sicher, dass Sie zwischen Ihren Mahlzeiten
einen Snack zu sich nehmen, damit Sie sich nie völlig
ausgehungert an den Tisch setzen.

**Strategie C: Nehmen Sie mehr zu sich (Portionsver-
größerung)**

10. Gemüse:

  a. Gemüse kann man nie genug essen.

  b. Essen Sie zumindest mittags und abends eine größere
Portion Gemüse.

  c. Probieren Sie rohes Gemüse als Snack aus.

  d. Kochen Sie Suppen, experimentieren Sie mit Salaten.

  e. Obst ist gut, wählen Sie aber öfter die zuckerärmeren
Varianten wie Erdbeeren oder Blaubeeren. Zwei bis
drei Stück Obst pro Tag sind ausreichend.

11. Wasser und Tee:

Trinken Sie genügend Wasser oder Tee. Wie viel Sie
brauchen, hängt von Ihnen und Ihren Aktivitäten ab.
Versuchen Sie jedoch, sich niemals durstig zu fühlen.

12. Protein:

a. Essen Sie zu jeder Mahlzeit und jedem Snack etwas Proteinhaltiges, um Ihren Blutzuckerspiegel in Balance zu halten.

b. Denken Sie auch an pflanzliche Proteinquellen wie z. B. Hülsenfrüchte. Nehmen Sie auch Tofu, Joghurt oder Fisch zu sich, anstatt immer nur Fleisch zu essen!

13. Frühstück:

a. Stellen Sie sicher, dass Sie morgens etwas essen, um Ihren Stoffwechsel anzukurbeln. Sie können auch einen Proteinshake trinken, falls Ihnen nicht nach Essen zumute ist.

b. Nehmen Sie sich einen Snack für den Vormittag mit.

c. Auch beim Frühstück sollten Sie sicherstellen, etwas Protein, z. B. in Form eines Eis, eines Joghurts oder Haferflocken zu sich zu nehmen.

14. Ihr Lieblingsessen, Ihre Lieblingsnahrungsmittel:

Auch wenn Ihr Lieblingsessen eher in die »ungesunde« Kategorie fällt, sollten Sie es häufig genießen, allerdings entweder in kleineren Portionen oder in kalorienärmeren Varianten. Stellen Sie aber sicher, dass Sie es öfter zu sich nehmen, damit kein Heißhunger entsteht und Sie dadurch zu viele Kalorien auf einmal konsumieren.

Strategie D: Allgemeine Strategien, die Sie in Ihren Alltag einbinden sollten

15. Ausreichend schlafen

16. Ein Leben in Balance führen
17. Sich während des Essens hinsetzen

Werden Sie selbst aktiv!

Diese Woche probiere ich folgende Strategien aus, da diese am ehesten zu meinem Essens- und Lebensstil passen:

1. _____

   _____

2. _____

   _____

3. _____

   _____

4. _____

   _____

Was hat gut funktioniert? Welche Strategien möchte ich beibehalten? Welche austauschen?

Bewegung

Der dritte Abschnitt dieses Buches widmet sich dem Thema Sport und Bewegung. Warum ist Sport ein so wichtiger Bestandteil für das Vorhaben, abzunehmen? Was sollten Sie wie oft tun? Diese und ähnliche Fragen beantworte ich Ihnen im Folgenden. Bevor Sie jedoch mit einem neuen Sportprogramm anfangen oder wenn Sie längere Zeit nicht aktiv waren, lassen Sie sich bitte von Ihrem Arzt durchchecken. Beginnen Sie langsam und steigern Sie sich über einen längeren Zeitraum.

In meinen Augen ist Sport zwar eine wichtige Komponente, um erfolgreich abnehmen zu können, er ist aber nur ein Bestandteil von mehreren. Stundenlanges Training auf einem extremen Level muss nicht sein. Nur auf der Couch zu liegen, wird Sie jedoch auch nicht weiterbringen.

Gute Gründe für Sport

Es ist wichtig, dass Sie neben dem Wunsch abzunehmen auch noch andere Gründe anführen, um Sport zu treiben! Warum? Nehmen wir einmal an, Sie haben sich einen Tag lang schlecht ernährt. Wenn Sie den Sport nur deshalb betreiben, um abzunehmen, wäre Ihre Einstellung nun wohl die folgende: »Jetzt ist ohnehin alles egal, jetzt kann ich auch den Sport sein lassen!« Die meisten meiner Klienten sind in dieser Falle gefangen, solange sie Sport nur als Mittel

zum Zweck sehen (das interessanterweise nur dann eingesetzt wird, wenn »eh alles gut läuft«).

Überlegen Sie sich doch einmal ein alternatives Szenario:
Sie gehen zum Work-out, weil Sie damit Stress kompensieren können, sich körperlich besser fühlen, leistungsfähiger
sind und aktiv gegen Ihre Rückenschmerzen vorgehen. Gut,
Sie haben heute zu viel gegessen, aber was, bitte schön, hat
das damit zu tun, ob Sie nun Sport treiben oder nicht? Nein,
Sie sollten unabhängig von der Waage zu Ihrer Sporttasche
greifen. Ich möchte hiermit nicht sagen, dass Sport Ihnen
nicht auch beim Abnehmen helfen kann. Indem Sie Sport
treiben, werden Sie auf jeden Fall schneller abnehmen und
einen wohlgeformten Körper bekommen. Dies sollte jedoch
nicht der alleinige Grund sein, um sich mehr zu bewegen,
sonst kann Ihre Motivation in schwierigen Zeiten schnell
flöten gehen, und Sie ertappen sich wieder dabei, auf der
Couch zu verharren.

Regelmäßiger Sport sollte zu Ihrem Alltag gehören wie
Zähneputzen. Sie müssen nicht jedes Mal neu mit sich selbst
diskutieren, ob Sie nun zum Sport gehen oder nicht, es gehört einfach dazu. Manchmal lieben Sie es, manchmal müssen Sie sich erst förmlich zum Fitnessstudio schleppen, aber
auf die Vorteile der sportlichen Aktivität möchten Sie nicht
mehr verzichten. Auf diesem Weg möchte ich Sie gerne be-
gleiten und Ihnen das Thema Bewegung auf den nächsten
Seiten schmackhaft machen.

Weshalb sollten Sie Sport treiben?

Glücksgefühl. Sport ist ein einfaches, wenn nicht das einfachste Mittel, um sich glücklicher zu fühlen und seine Stimmung zu heben. Studien zeigen, dass sportliche Betätigung effektiver als die Einnahme von Antidepressiva sein kann. Wenn Sie sich das nächste Mal nicht ganz so glücklich fühlen, warum nicht einfach die Sporttasche packen und ins Fitnessstudio gehen, den Tanzkurs besuchen, ein paar Bahnen im Schwimmbad ziehen oder einfach eine Runde im Park walken oder joggen gehen? Überprüfen Sie selbst, wie Sie sich hinterher fühlen. Wenn Sie stattdessen jedoch eine Tafel Schokolade verdrücken, um mit Ihrer Traurigkeit, Ihrem Ärger oder Ihrer Enttäuschung zu kämpfen, garantiere ich Ihnen, dass Sie sich hinterher nicht besser fühlen werden. Essen nimmt Ihnen vielleicht kurzfristig den Druck oder gibt Ihnen ein gutes Gefühl, dies kann jedoch schnell einen schlechten Nachgeschmack bekommen. Bevor Sie Sport treiben, müssen Sie sich vielleicht erst dazu aufraffen und sich überwinden, das Gefühl hinterher ist jedoch um Welten besser, als sich die Hände auf den vollen Bauch zu legen. Versuchen Sie einmal, sich über einen Zeitraum von zwei Wochen regelmäßig zu bewegen und Ihre Gefühle nach dem Sport zu beschreiben. Notieren Sie diese auf Merkzetteln. Hängen Sie die Zettel für Sie sichtbar in der Wohnung auf, z. B. im Bad, am Kühlschrank und über dem Schreibtisch. Falls Sie wieder einmal ein Motivationstief haben sollten, können Sie sich so jederzeit daran erinnern, warum es gut ist, Sport zu treiben.

Gefühl von Kontrolle. Regelmäßige Work-outs können Ihnen ein Gefühl von Kontrolle über Ihr Leben vermitteln und Ihr Selbstbewusstsein steigern, da Sie auf sich selbst achtgeben und sich respektvoll behandeln. Gerade in Zeiten, in denen Ihnen das Selbstwertgefühl vielleicht in anderen Lebensbereichen abhandengekommen ist, ist Sport ein gutes Mittel, um sich selbst aufzubauen.

Etwas für Ihre Gesundheit tun. Vielen Krankheiten kann mit regelmäßiger Bewegung vorgebeugt werden, außerdem erhöhen Sie Ihre Lebensqualität! Ich persönlich finde, alleine aus diesem Grund lohnt es sich, etwas von Ihrer Zeit in den Sport zu investieren. Meine Gesundheit ist für mich am allerwichtigsten. Wenn ich aktiv etwas dafür tun kann, finde ich das wundervoll! Denken Sie z. B. an Herz-Kreislauf-Erkrankungen oder Osteoporose. Möchten Sie nicht auch ein langes und gesundes Leben führen? Dann investieren Sie in Sport!

Mehr Energie. Fühlen Sie sich manchmal ohne Energie, schlapp, müde, antriebslos? Dann rein in die Sportschuhe. Viele merken es sofort, wenn sie zwei Wochen keinen Sport gemacht haben. Ja, sicher, wenn Sie bisher ein absoluter Sportmuffel waren, merken Sie in den ersten Wochen noch nichts von dem Plus an Energie. Bleiben Sie jedoch am Ball, und Sie werden sehen, dass Sie bald mehr Energie zur Verfügung haben werden. Alle meine Klienten berichten davon, mehr Energie zu haben, nachdem sie mein Sportprogramm über mehrere Wochen hinweg regelmäßig betrieben haben. Alle.

Soziale Interaktion. Nutzen Sie den Sport, um Ihre Freunde zu treffen oder neue Leute kennenzulernen! Menschen, die ähnliche Interessen verfolgen, können oftmals gute Freunde werden.

Erfülltes Leben. Wer hat eher das Gefühl, ein erfülltes Leben zu führen? Der Sofasitzer oder die Sportliche, die etwas Sinnvolles mit ihrer Zeit anfängt?

Ich empfehle meinen Klienten immer, neben einem ärztlichen Gesundheitscheck auch einen Fitness-Test zu machen, um ihren Fortschritt später überprüfen, sich Ziele setzen und somit auf längere Sicht hin motiviert bleiben zu können. Wenn Sie Mitglied in einem Fitnessstudio werden, haben Sie dort die Möglichkeit, einen Fitness-Test mit einem Trainer durchzuführen. Sie können aber natürlich auch selbst Ihren aktuellen Fitnessstatus zu Hause überprüfen. Ansonsten empfehle ich Ihnen, einen Personal Trainer für einen Termin zu buchen, um sicherzugehen, dass Sie nichts falsch machen.

Einfacher Fitness-Test für zu Hause

Mit diesem Fitness-Test können Sie zu Hause Ihren sportlichen Fortschritt dokumentieren und somit Motivation gewinnen. Bitte nur mit sportlichem Grundwissen ausführen, ansonsten wenden Sie sich an einen erfahrenen Trainer, der Ihnen die Übungen zeigt und erklärt! Wenn Sie sich mit diesen Übungen nicht auskennen, besteht die Gefahr von Verletzungen. Holen Sie sich also rechtzeitig professionelle Unterstützung. Strengen Sie sich ruhig an, aber hören Sie bei stärkeren Schmerzen sofort auf. Die Übungen sollen exakt ausgeführt werden, seien Sie ehrlich und huschen Sie nicht durch den Test.

Führen Sie folgende Übungen aus und zählen Sie, wie viele Wiederholungen Sie jeweils schaffen. Überprüfen Sie Ihren Fortschritt alle zwei Monate.

Übung	Anzahl der Wiederholungen / Dauer
Liegestütze (entweder normal oder auf den Knien)	Wie viele Wiederholungen schaffen Sie? Zeit: Eine Minute
Stützstand (funktioniert wie die Liegestütz-Position, nur stützen Sie sich dabei auf Ihren Unterarmen ab – Bauchmuskeln)	Wie lange können Sie diese Position halten? Zeit: Eine Minute

Übung	Anzahl der Wieder-holungen / Dauer
Step-ups (auf eine etwa 60 cm hohe Stufe treten, jeweils mit einem Bein, dann Wechsel)	Wie viele schaffen Sie in einer Minute?
Walking-Lunges (Ausfallschritt nach vorne. Setzen Sie jeweils einen Ausfallschritt nach dem anderen, bewegen Sie sich also von der Stelle weg.) Für diese Übung brauchen Sie viel Platz. Führen Sie sie am besten im Freien aus.	Wie viele schaffen Sie in zwei Minuten?
Dips (Setzen Sie sich auf den Rand einer Bank und legen Sie die Hände neben Ihren Po, heben Sie Ihren Körper mit der Kraft Ihrer Arme ganz leicht an und dann run-ter, Sie »dippen« also Richtung Boden und wieder zurück. Halten Sie Ihren Po aber in der Luft, d. h. ruhen Sie sich nicht nach einem Dip wieder auf der Bank aus).	Wie viele schaffen Sie in einer Minute?

Wenn Sie längere Zeit keinen Sport getrieben haben, über-treiben Sie es nicht! Viele sind zunächst hoch motiviert, wol-len sich am liebsten jeden Tag ein oder zwei Stunden sport-lich betätigen und – nun ja, nach spätestens einer Woche fühlen sich einige überfordert, haben sich möglicherweise sogar verletzt und fallen zurück in die Lethargie. Als Coach muss ich meine Klienten am Anfang zunächst sanft stoppen. Das hört sich jetzt erst einmal paradox an, aber die meisten wollen sofort Erfolge sehen, das heißt, eine Crash-Diät sowie ein Sportprogramm verordnet bekommen, das dem Alltag eines Galeerensklaven gleicht. Wenn ich dann sage, vier Mal Sport pro Woche ist genug, sind einige sogar erst einmal enttäuscht. Aber nur, wenn Sie sich nicht überfordern, halten Sie auch langfristig durch! Experten gehen davon aus, dass es 21 Tage dauert, eine neue Routine zu entwickeln. Versuchen Sie, ein realistisches Sportprogramm für mindestens drei Wochen durchzuhalten, danach wird es sehr viel einfacher, und Sie können erste Erfolge sehen und spüren!

Stellen Sie jedoch sicher, dass Sie Ihren Erfolg nicht nur an der Waage messen. Sie fühlen sich gesünder? Sie werden seltener krank? Die Rückenschmerzen sind besser? Sie haben mehr Energie? Sie fühlen sich insgesamt ausgeglichener? Das allein ist ein Riesenerfolg! Die Veränderungen auf der Waage werden auch nicht lange auf sich warten lassen! Überprüfen Sie Ihre Erfolge mindestens alle zwei Monate und feiern Sie sie, leisten Sie sich etwas Schönes dafür, dass Sie Ihr Sportprogramm so konsequent durchhalten. Sie können beispielsweise in Ihrem Kalender oder in einem Notizbuch notieren, wie oft Sie Sport getrieben haben, und dann alle zwei Monate zurückblättern. Sie werden erstaunt sein, wie gut Sie sich gehalten haben.

Damit komme ich gleich zum nächsten Stichwort: Ich empfehle meinen Klienten, etwa vier Mal, mindestens jedoch drei Mal pro Woche Sport zu treiben. Mit dem Begriff »Sport« meine ich nicht spazieren gehen (dazu später mehr). Ich meine eine Tätigkeit, bei der Sie richtig ins Schwitzen kommen. Streben Sie jedoch niemals hundert Prozent an. Perfektionismus ist – genau wie bei der Ernährung – auch hier fehl am Platz. Sie haben es drei Mal zum Sport geschafft? Super! Einmal hat es nur für 20 Minuten gereicht? Auch gut. Sie müssen nicht perfekt sein, aber versuchen Sie, mindestens 80 Prozent Ihrer Ziele einzuhalten. Dies ist ein gesundes Maß, das Sie gleichzeitig voranbringt.

Eine Sportart finden, die Spaß macht

Es bringt nichts, wenn Sie sich ins Fitnessstudio quälen, obwohl Sie »Muckibuden« hassen. Es bringt nichts, wenn Sie versuchen, komplizierte Tanzschritte zu lernen, obwohl Ihnen der Kopf davon schwirrt und Sie beim Sport eigentlich gar nicht nachdenken wollen. Es bringt nichts, wenn Sie alleine vor sich hin joggen, obwohl Sie eigentlich der Typ sind, der lieber in der Gruppe Sport treibt. Sie müssen eine Sportart finden, die Ihnen Spaß macht und die Ihren Neigungen entspricht, um sich langfristig zu motivieren.

Ich selbst bin beispielsweise ein Fitnessstudio-Typ. Ich mag keine Kurse, sondern bin am liebsten alleine auf dem

Laufband oder Fahrrad und hebe ein paar Gewichte. Das bin ich. Ab und zu gehe ich auch gern zum Gruppen-Work-out mit einem Personal Trainer, aber auch da machen wir simple Gewichtsübungen. Ich will nicht nachdenken, wenn ich Sport treibe, ich mag es einfach und effektiv. Andere würden diese Art, Sport zu treiben, überhaupt nicht mögen. Wissen Sie, was für Sie selbst wichtig ist, um Ihre Motivation zu erhalten? Stellen Sie sich die folgenden Fragen:

- Welche Sportart habe ich in der Vergangenheit über einen längeren Zeitraum hinweg durchgehalten?
- Was macht mir Spaß? Bei welcher Sportart vergesse ich die Zeit?
- Was kann ich etwa vier Mal die Woche in meinen Alltag einbauen?
- Will ich lieber alleine Sport treiben, in der Gruppe oder mit einer Freundin/einem Freund?
- Was ist vom zeitlichen Aufwand her realistisch?
- Was ist finanziell realistisch?

Typische Sportarten, die ich meinen Klienten vorschlage:
- Typ Einzelkämpfer: Schwimmen, Fitness-Studio, Joggen, Fahrradfahren
- Typ Gruppenjunkie: Laufgruppe, Kurse im Fitness-Studio, Mannschaftssportarten wie Hockey, Basketball, Fußball, Tanzen, Work-outs in der Gruppe mit einem Personal Trainer

- PS: Studien haben gezeigt, dass wir länger durchhalten und uns mehr anstrengen, wenn wir während des Sports motivierende Musik hören.

Sport – der Freibrief fürs Schlemmen?

Obwohl Sport sehr wichtig ist und ein Bestandteil Ihres Lebens werden sollte, heißt dies leider nicht, dass Sie dadurch alles essen können, was Sie wollen. Viele verfallen dem Irrglauben, dass sie sich nach einer halben Stunde Spazierengehen das Stück Torte leisten können, das zuvor nicht »drin« gewesen wäre.

Ja, Sie sollten sich bewegen, aber Sie machen sich etwas vor, wenn Sie glauben, dass Sie sich nach der Runde Joggen im Park die Pizza redlich verdient hätten. Rechnen Sie Ihre Sportminuten nicht mit zusätzlichen Kalorien auf! Zwar gibt Ihnen regelmäßiger Sport die Freiheit, bei der Ernährung nicht ganz so streng mit sich zu sein, aber leider sind es oft sehr viel weniger Kalorien, die man zusätzlich essen kann, als die meisten Menschen annehmen. Dies ist der Grund, warum Sport nur **eine** Komponente des Gesamtvorhabens Gewichtsabnahme ausmacht. Ich persönlich setze dafür etwa 20 Prozent an (den Rest müssen Sie über die Ernährung und den Bereich »Glück« abdecken). Diese 20 Prozent sind aber wichtige 20 Prozent!

Zudem werden Sie, sobald Sie Ihre Kalorienaufnahme reduzieren, neben Fett auch Wasser und wertvolle Muskelmasse verlieren. Deswegen sollten Sie unbedingt Sport treiben, um Ihren Stoffwechsel auf einem hohen Niveau zu halten. Ansonsten müssen Sie Ihre Nahrungsaufnahme langfristig reduzieren – ja, auch nachdem die Diät beendet ist –, um Ihr neues Gewicht halten zu können. Mehr Muskelmasse bedeutet auch, dass Sie mehr Fett verbrennen, selbst wenn Sie sich nicht bewegen – und ganz nebenbei: Ein trainierter, athletisch geformter Körper ist doch ein schönes Ziel?

Wenn Sie für einen Marathon trainieren oder ähnlich viele Stunden pro Tag mit einer anderen sportlichen Aktivität verbringen, können Sie natürlich mehr essen als andere Menschen. Aber treiben Sie wirklich jeden Tag für mehrere Stunden Hochleistungssport? Vermutlich nicht. Deswegen noch einmal: Sport ist kein Freibrief für hemmungsloses Schlemmen.

Bewegung ist aber ein wichtiger Bestandteil für Ihr Wohlbefinden und ein besseres Körpergefühl. Ich empfehle wirklich jedem, Sport zu treiben. Wenn Sie sich mit sich selbst im Reinen fühlen, weil Sie Sport treiben, wird es für Sie auch leichter sein, einen gesunden Ernährungsplan einzuhalten, weil gutes Verhalten meist mehr gutes Verhalten nach sich zieht. Was aber noch viel wichtiger ist: Wenn Sie sich glücklich fühlen und stolz auf Ihre körperliche Fitness und Ihr Durchhaltevermögen durch regelmäßige Work-outs sind, können Sie besser mit Ihren negativen Emotionen umgehen – was wiederum zu weniger Überessen führt. Also:

Schnüren Sie die Sportschuhe und machen Sie Bewegung zum Bestandteil Ihres Alltags!

Intervalltraining

Intervalltraining ist etwas, das ich Ihnen ans Herz legen möchte. Intervalltraining bedeutet, beim Work-out zwischen Phasen zu wechseln, in denen man sich sehr anstrengt, und Phasen, in denen man Energie auftankt, um danach wieder alles zu geben – z.B. 15 Sekunden Sprint, 45 Sekunden moderate Bewegung, 15 Sekunden Sprint usw. Wie Ihnen diese Art Training beim Abnehmen helfen kann? Studien zeigen, dass wir mit Intervalltraining mehr Fett verbrennen, als wenn wir für längere Zeit moderat trainieren (z.B. Joggen).

Ein Forschungsprojekt der University of New South Wales in Sydney fand heraus, dass Frauen, die für 20 Minuten Joggen mit Sprints mischten, im Laufe von 15 Wochen drei Mal so viel Körperfett an Beinen und Po verloren als Frauen, die lediglich 40 Minuten moderat joggten![38] Ich finde das phänomenal, denn es bedeutet, dass wir in weniger Zeit mehr erreichen können. Der Haken ist allerdings, dass Intervalltraining anstrengend ist, in den Sprintphasen müssen Sie sich verausgaben. Eine weitere Studie, die 2007 im *Journal of Applied Physiology* veröffentlicht wurde, bestätigt die Effektivität des Intervalltrainings: Frauen, die zwei Wochen auf diese Art und Weise trainierten, erhöhten ihre Fähigkeit, Fett zu verbrennen, um 36 Prozent.[39] Für mich sind diese Zahlen Motivation genug, um ein paar Mal die Woche »hart« zu trainieren. Wie sehen Sie das Ganze?

Wichtige Hinweise für das Intervalltraining:

- Lassen Sie sich von Ihrem Arzt grünes Licht geben.
- Wenn Sie längere Zeit nicht trainiert haben, fangen Sie langsam an! Ich empfehle mindestens acht Wochen moderates Training, bevor Sie sich ans Intervalltraining heranwagen. Sprechen Sie dies bei Bedarf mit Ihrem Arzt oder Trainer ab.
- Falls Sie stark übergewichtig sind, empfehle ich Intervalltraining nur in Form von Schwimmen oder Fahrradfahren. Alles andere wäre noch zu belastend für Ihre Gelenke.

Intervalltraining funktioniert aus meiner Erfahrung am besten im Fitnessstudio, auf Ausdauergeräten wie dem Fahrrad, Laufband, Ellipsentrainer oder Rudergerät.

Vielleicht müssen Sie sich für das Intervalltraining stärker motivieren, aber das Ergebnis wird Sie überzeugen.

Variante 1: Intervalltraining an der frischen Luft (Joggen, Walken, Sprint)

Diese Variante empfehle ich eher für Fortgeschrittene und Sportler, die keinerlei Probleme mit ihren Gelenken haben. Suchen Sie sich einen Hügel, am besten in einem Park oder einer ähnlichen Umgebung. Nach einer Aufwärmphase von mindestens fünf Minuten sprinten Sie den Hügel hoch. Joggen Sie dann langsam wieder herunter. Dann wieder hoch. Wiederholen Sie das Ganze je nach Fitness und Höhe des Hügels fünf bis 15 Mal. Alternativ dazu können Sie auch eine flache Strecke wählen und zwischen Sprints und langsamem Joggen wechseln.

Variante 2: Intervalltraining im Fitnessstudio

Falls Sie Neuling im Intervalltraining sind, empfehle ich Ihnen, im Fitnessstudio mit dem Fahrrad anzufangen. Wenn Sie sprinten, erhöhen Sie den Level auf dem Fahrrad-Ergometer, wenn Sie in der moderaten Phase sind, reduzieren Sie den Level (z. B. Level 6 in der moderaten Phase, Level 10 in der Sprint-Phase). Alternativ empfiehlt sich auch das Laufband, dort können Sie zwischen schnellem Gehen und Sprints oder moderatem Joggen und Sprints wechseln, je nach Ihrem aktuellen Fitnesslevel. Sie können auch den Ellipsentrainer nehmen, er gehört aber nicht zu meinen persönlichen Favoriten – dieses Gerät würde ich eher für längere Ausdauerphasen empfehlen. In der nebenstehenden Tabelle finden Sie zwei Beispiele für das Intervalltraining an den genannten Geräten.

Beispiel-Pläne für das Intervalltraining

Plan 1 (mein Favorit)	Plan 2
Gerät: am besten im Fitnessstudio, Fahrradergometer, Laufband, Ellipsentrainer	**Gerät:** am besten im Fitnessstudio, Fahrradergometer, Laufband, Ellipsentrainer
Aufwärmen: mindestens 5 Minuten	**Aufwärmen:** mindestens 5 Minuten
Intervallphase (20 Minuten insgesamt): 8 Sekunden Sprint (so schnell Sie können) 15 Sekunden Erholung (langsam bis moderat) Wiederholen Sie beide Phasen so lange, bis 20 Minuten vergangen sind (für Anfänger 5 bzw. 10 Minuten)	**Intervallphase** (20 Minuten insgesamt): 60 Sekunden Sprint (schnell, aber so, dass 60 Sekunden durchgehalten werden können) 3–5 Minuten Erholung (langsam bis moderat, je nach Ihrem Fitnesslevel) Wiederholen Sie das Ganze 3–8 Mal, je nach Ihrem Fitnesslevel und Ziel)
Cool-down: 3 Minuten	**Cool-down:** 3 Minuten

Hinweis 1: Lassen Sie sich von Ihrem Arzt »durchchecken«. Ich kann dies nicht oft genug wiederholen: Stellen Sie sicher, dass Sie körperlich bereit sind, ein solch herausforderndes Training durchzuführen.

Hinweis 2: Steigen Sie nicht sofort mit hundert Prozent ein. Beginnen Sie beispielsweise mit einer fünfminütigen Intervallphase und steigern Sie sich alle ein bis zwei Wochen um weitere fünf Minuten, bis Sie bei 20 bzw. 30 Minuten angelangt sind.

Variante 3: Intervalltraining im Schwimmbad

Nach einer Aufwärmphase wechseln Sie zwischen einer Bahn »Sprint« und einer Bahn »Erholung«, also langsamem bis moderatem Schwimmen. Je nach Länge der Bahn und Ihrem Fitnesslevel können Sie auch eine halbe Bahn sprinten und eineinhalb Bahnen moderat schwimmen. Eine weitere Alternative könnte beispielsweise darin bestehen, während des Sprints zu kraulen und in der Erholungsphase zum Brustschwimmen zu wechseln.

Eine Alternative zum oben beschriebenen Intervalltraining können auch Gruppenkurse im Verein oder im Fitnessstudio sein, die ähnlich aufgebaut sind, z. B. Aerobic-Kurse. Ziel ist es, zwischen schnellen und moderaten Phasen zu wechseln. Fragen Sie dazu Ihren Trainer.

Sollen Sie jetzt nur noch Intervalltraining betreiben? Dagegen ist nichts einzuwenden. Sie können das Intervalltraining aber auch als Baustein Ihres Trainingsplanes einsetzen und mit anderen Trainingsarten kombinieren, also beispielsweise zwei Mal die Woche für 20 Minuten Intervalltraining betreiben sowie ein Mal pro Woche ein längeres Ausdauertraining. Vergessen Sie dabei aber nicht, auch einige Minuten Krafttraining einzuplanen. Ich persönlich kombiniere gerne meine Einheiten für das Intervall- und das Krafttraining, da ich für beide etwa 20–25 Minuten Zeit aufwende und dies zusammen ein für mich gut durchzuführendes Trainingsprogramm von etwa 45–50 Minuten ergibt.

Beispiel: Work-out-Plan für das Cardio-Training

- 2 Mal pro Woche Intervalltraining (20-Minuten-Programm), anschließend jeweils 20–30 Minuten Krafttraining
- 1 Mal die Woche ein langes Ausdauertraining (etwa 40–60 Minuten auf moderatem Level)

Natürlich gibt es Tage, da können Sie sich einfach nicht bis an Ihr Maximum bringen. Versuchen Sie an solchen Tagen einfach, längere moderate Ausdauerphasen einzuplanen, z. B. 45 Minuten auf dem Fahrrad oder Laufband, leichtes Joggen im Park oder entspanntes Schwimmen. Jede Form der Bewegung ist besser als keine Bewegung!

Intervalltraining zu absolvieren bedeutet zwar, dass Sie für kurze Zeit härter trainieren müssen, aber auch bessere Ergebnisse erzielen können.

Krafttraining

Ja, meine Damen, damit spreche ich Sie im Besonderen an. Ich weiß, viele packt das Grauen, sobald man von Krafttraining spricht, und Sie sehen sich im nächsten Augenblick schon muskelbepackt das T-Shirt sprengen. Nein, es geht nicht darum, wie eine Bodybuilderin auszusehen, und glauben Sie mir, dafür müssten Sie sehr viel mehr tun als drei

Mal die Woche Gewichte stemmen. Warum ist Krafttraining also so wichtig? Viele Gründe sprechen dafür:

- Je mehr Muskelmasse Sie haben, desto mehr Energie verbrennen Sie – auch wenn Sie sich nicht bewegen! Dies wiederum bedeutet: Reduktion des Körperfettanteils und ein besserer Stoffwechsel.
- Mit Krafttraining selbst können Sie auch Kalorien verbrennen. Das bedeutet, Sie müssen nicht endlos auf dem Laufband marschieren, sondern können auch mit Hanteln jede Menge Energie verbrennen. Eine Studie der Tufts University fand heraus, dass Frauen, die Krafttraining betrieben, 44 Prozent (!) mehr Körperfett verloren als Kandidatinnen, die sich nur an einen Diätplan hielten.[40] Trotz desselben Ernährungsplans hatten die Krafttraining-Frauen also fast doppelt so viel Erfolg wie diejenigen, die die Hanteln mieden! Neben diesen gewichtigen Argumenten gibt es natürlich noch zahlreiche gesundheitliche Vorteile – und einen wohlgeformten und athletischen Körper als Sahnehäubchen obenauf.
- Wenn Sie zwischen den Übungen keine Pause machen, sondern sofort von einer Muskelgruppe zur nächsten übergehen (z. B. im Zirkeltraining), erhalten Sie ein Ausdauerprogramm inklusive.
- Sie können mit Krafttraining dem altersbedingten Verlust von Muskelmasse entgegenwirken. Die meisten Menschen erreichen ihr Maximum an Muskelmasse mit 25

Jahren, ab diesem Zeitpunkt beginnt dann ein langsamer Abbau (zehn Prozent bis zum 45. Lebensjahr, ein dramatischer Abfall ab dem 50.). Mit Krafttraining können Sie diesem Verlust entgegenarbeiten! Ist das nicht großartig?

- Erhöhtes Wohlbefinden (Stressabbau, besserer Schlaf, bessere Laune)
- Bessere Haltung
- Gesundheitliche Vorteile: Senkung der Cholesterinwerte und des Blutdrucks, erhöhte Knochendichte (die das Risiko von Osteoporose mindert), geringeres Risiko für Verletzungen, da Sie ein besser ausbalanciertes Muskel-Knochen-System erhalten.

Sie müssen auch nicht zwingend einem Fitnessstudio beitreten, um Krafttraining zu betreiben. Auch zu Hause können Sie sich ein paar Hanteln zulegen, am besten drei verschiedene Sets mit unterschiedlichen Gewichten (z. B. drei, fünf und sieben Kilo). Sie können auch nur mit Ihrem eigenen Körpergewicht arbeiten (z. B. Liegestütze, Sit-ups) oder Kurse wie Yoga und Pilates besuchen und so ebenfalls Muskelmasse aufbauen. Egal, welche Methode Sie wählen, holen Sie sich zunächst Hilfe und Unterstützung. Dies kann in Form einer professionellen Einführung durch einen Trainer geschehen, durch ein gutes Buch oder Sportmagazin oder auch ein Work-out-Video.

Übertreiben Sie es zudem am Anfang nicht. Ja, Sie müssen sich etwas verausgaben, um Ergebnisse zu erzielen, gleichzeitig sollten Sie sich aber nicht »quälen«, denn dadurch können leicht Verletzungen entstehen. Um mich selbst an meine Grenzen zu bringen, gehe ich zu Gruppen-Workouts, in denen meine Trainerin dafür sorgt, dass wir alle keine Zeit verschwenden und Fortschritte machen. Wenn ich alleine ins Fitnessstudio gehe, stelle ich immer wieder fest, dass ich mich nicht so anstrenge wie mit einem Trainer an der Seite. Aber wie gesagt, das ist reine Geschmackssache. Nun ja, und außerdem liebe ich es auch, mich mit den anderen Kursteilnehmern darüber aufzuregen, wie schwer doch diese oder jene Übung ist – geteiltes Leid ist halbes Leid!

Stellen Sie sicher, dass Sie zwischen den Krafttrainingseinheiten pro Hauptmuskelgruppe mindestens 48 Stunden pausieren (also z.B. Montag Beine und Bauch, Dienstag Arme und Rücken, erst am Mittwoch wieder Beine und Bauch trainieren). Im Falle von Zirkeltraining, bei dem alle Muskelgruppen auf einmal trainiert werden, legen Sie einfach einen Tag Pause ein, bevor Sie wieder neu durchstarten. Cardio-Training können Sie ruhig jeden Tag betreiben, wenn Sie mögen, aber Ihre Muskeln brauchen eine Pause, damit Sie das Beste aus Ihrem Work-out herausholen können. Ich empfehle drei Mal pro Woche Krafttraining, um Resultate sehen zu können. Planen Sie etwa 20 bis 40 Minuten pro Trainingstermin ein.

Ich habe in diesem Buch bewusst keine Übungen aufgeführt, da ich der Ansicht bin, dass Sie sich als AnfängerIn zumindest eine oder mehrere Trainerstunden leisten sollten.

(Der Fitness-Test ist kein Übungsplan!) Sie müssen einfach wissen, wie Sie welche Übung ausführen sollten, um ein optimales Ergebnis zu erzielen und Verletzungen vorzubeugen. Wenn Sie bereits fortgeschritten sind, kennen Sie die meisten Grundübungen. Kaufen Sie sich ab und zu ein aktuelles Fitnessmagazin und lassen Sie sich inspirieren, um neue Übungen in Ihr Work-out-Programm zu integrieren. Arbeiten Sie an allen Hauptmuskelgruppen wie Bauch, Rücken, Armen und Beinen, um alles in Balance zu halten. Ein letzter Tipp: Vergessen Sie nicht, sich auch vor dem Krafttraining mindestens fünf Minuten lang aufzuwärmen.

Ein Personal Trainer – warum nicht?

Ich habe jetzt schon einige Male das Wort »Personal Trainer« fallenlassen. Nein, ich glaube nicht, dass jeder in Geld schwimmt. Aber, meine lieben LeserInnen, die Zeiten haben sich geändert. Personal Trainer sind nicht mehr exklusiv für Madonna & Co. reserviert und auch nicht mehr nur in Fitnessstudios vorzufinden. Viele arbeiten mittlerweile an der frischen Luft, z. B. in Parks, oder haben kleine Räume angemietet, in denen sie Einzelpersonen, aber auch Gruppen trainieren. Wenn Sie Letzteres ausprobieren und sich in einer Gruppe einen Trainer teilen, wird es auch sehr viel günstiger für jeden Einzelnen von ihnen.

Warum einen Personal Trainer? Selbst wenn Sie Ausdauer- oder Mannschaftssportarten ausüben und insgesamt viel Sport treiben, kommt das Krafttraining bei den meisten viel zu kurz. Sie sollten versuchen, zwei bis drei Mal pro Woche gezielt Ihre Muskelmasse aufzubauen (bzw. zu erhalten, wenn Sie über 25 Jahre alt sind). Viele wissen aber zum einen nicht genau, welche Übungen wie ausgeführt werden sollen, also wie man effektiv und effizient trainiert, zum anderen verlieren die allermeisten von uns nach einigen Wochen Selbst-Training die Motivation – Mitgliedschaft im Fitnessstudio oder Work-out-Videos hin oder her – und schmeißen das Handtuch.

Außerdem treiben wir uns selbst eher selten an unsere »Grenzen« und sind zu nett zu uns. Wenn es anstrengend wird, hören die meisten auf – aber genau hier werden erst die wirklichen Erfolge erzielt! Probieren Sie es einfach einmal aus. Die meisten Menschen, die ich kenne, sagen nach einem Work-out mit einem Personal Trainer, dass sie zwar geglaubt hatten, sich wirklich anzustrengen, wenn sie alleine trainierten, jetzt aber zugeben müssen, dass dies nicht der Fall war. Wir geben so viel Geld für andere Dinge aus, nur wenn es um unsere Gesundheit geht, geizen wir! Manche meiner Klienten haben sogar ihre Mitgliedschaft im Fitnessstudio aufgegeben, um drei Mal pro Woche ein Gruppentraining mit einem Personal Trainer zu absolvieren. Sie bezahlen zwar etwas mehr als zuvor, sind aber auch sehr viel motivierter. Fragen Sie sich, wo Sie Geld sparen könnten, um es für Ihre Fitness auszugeben. Bei der Kleidung? Cocktails? Kann Ihnen Ihr x-tes Paar Schuhe wirklich ein besseres Gefühl vermitteln als ein fitter Körper? Ich kenne gute Trainer, die Gruppen-Work-outs (oft fünf bis zehn Personen) bereits für zehn Euro die Stunde anbieten. Machen Sie dies drei Mal die Woche, geben Sie insgesamt 30 Euro für Ihre sportliche Aktivität aus.

Ich empfehle den Personal Trainer (in Gruppen) besonders für das Intervall- und Krafttraining, da wir in diesen Bereichen alleine nur selten wirklich »hart« trainieren. Wenn Sie moderat durch den Park joggen wollen, brauchen Sie dafür eher keinen Trainer. Wenn es aber um deutliche Fortschritte, hartes Training, neue Übungen und Ähnliches geht, ist eine Investition lohnenswert.

Wenn Sie eine Mannschaftssportart bevorzugen, können Sie natürlich auch einem Verein beitreten und dort mit einem Trainer arbeiten. Stellen Sie aber sicher, dass es nicht in Kaffeeklatsch-Treffen ausartet, sondern Sie Ihre Zeit dort wirklich gut investieren. Wenn es Ihnen wie den meisten Menschen geht, ist Ihre Zeit knapp, und Sie wollen das Maximum mit einem möglichst geringen Zeitaufwand erreichen. Wenn es ums Trainieren geht, lautet mein persönliches Motto »minimale Zeit, maximale Resultate«. Genauso gut können Sie natürlich auch an Kursen im Fitnessstudio teilnehmen, bei denen zwar ein Trainer anwesend ist, Sie aber trotzdem eher anonym trainieren. Falls Sie einem Fitnessstudio beitreten, stellen Sie jedoch sicher, dass Sie sich in diesem Studio wohlfühlen und es ein Ort ist, an den Sie gerne gehen. Zudem sollte das Studio für Sie gut erreichbar sein, also entweder in der Nähe Ihres Hauses oder Ihres Arbeitsplatzes liegen.

Auch im Alltag oft und zügig gehen

Neben den bereits beschriebenen Elementen Intervalltraining, Krafttraining und Ausdauersport möchte ich Ihnen, ohne Sie überfordern zu wollen, noch ein weiteres Element nahebringen: zügig gehen. Ich persönlich sehe dies nicht als Sport per se an, sondern als ein Bewegungselement, das wir alle viel mehr in unseren Alltag einbauen sollten. Liebe Walking-Liebhaber, regen Sie sich bitte nicht auf, selbstverständlich kann Walking auch als Sportart betrieben werden, im Folgenden spreche ich aber eher von einer Art der Fortbewegung im Alltag.

Eine Studie, die im *American Journal of Clinical Nutrition* veröffentlicht wurde, zeigt Folgendes: Frauen zwischen 18 und 30 Jahren, die mindestens vier Stunden pro Woche zügig spazieren gingen, hatten innerhalb des Beobachtungszeitraums von 15 Jahren eine um 44 Prozent höhere Wahrscheinlichkeit, Gewicht zu verlieren als diejenigen, die dies nicht taten – und zwar unabhängig davon, ob ein anderer Sport betrieben wurde oder nicht![41] Was heißt dies für uns? Wir müssen die Bewegung im Alltag zur Routine werden lassen. Ich halte es da ganz einfach: Jeden Tag gehe ich

15 Minuten von zu Hause zu den öffentlichen Verkehrsmitteln und zurück – das sind insgesamt 30 Minuten und tut gar nicht weh! An den Tagen, an denen ich keinen weiteren Sport treibe, bemühe ich mich entweder, dass ich im Lauf des Tages noch mehr Wege zu Fuß zurücklege, indem ich z. B. von einem Termin zum nächsten gehe, anstatt Bus, Bahn oder Auto zu nehmen, oder ich steige einfach nur eine Station früher aus, falls die gesamte Strecke zum Laufen zu lang ist. Oder ich gehe in der Mittagspause spazieren, am Abend oder auch gerne einmal am Wochenende eine Runde. So komme ich locker auf vier Stunden und mehr.

Sie können die Zeit nicht aufwenden? Ich telefoniere, während ich gehe, oder sortiere meine Gedanken, schnappe (dringend benötigte) frische Luft und halte mein Gesicht in die Sonne bzw. den Wolken entgegen, je nach Wetterlage. Vier Stunden pro Woche hört sich erst einmal viel an, 30 Minuten pro Tag aber nun wirklich nicht. Bauen Sie Ihre Gehstrecken in Ihre alltäglichen Wege ein. Legen Sie sich ein Paar bequeme, flache Schuhe zu und packen Sie zur Not High Heels fürs Büro ein. Zudem: Oft warten wir für kurze Strecken lange auf öffentliche Verkehrsmittel, stecken im Stau fest oder suchen ewig nach Parkplätzen, da ist es manchmal schneller, die eigenen Beine zu benutzen.

Falls Sie wirklich keine Möglichkeit haben, einen Spaziergang in Ihren Tagesverlauf einzubauen, stehen Sie einfach eine halbe Stunde früher auf und gehen Sie eine Runde. Oder nutzen Sie am Abend die Gelegenheit mit dem Partner, mit Freunden oder alleine. Packen Sie die Kinder in den Kinderwagen oder aufs Fahrrad und geben Sie sich Zeit zur Beziehungs- bzw. Freundschaftspflege oder zum »Runterkommen«. Es geht, wenn Sie wollen! Entwickeln Sie eine Routine und denken Sie nicht jeden Tag neu darüber nach. Tun Sie es einfach.

Was das Tempo anbelangt: Sie sollten natürlich nicht vor sich hinschleichen, sondern zügig marschieren.

Falls Sie sich jetzt immer noch überfordert fühlen, vergessen Sie nicht: Ich mache hier nur einige Strategievorschläge. Sie entscheiden selbst, welche davon Sie ausprobieren und einhalten wollen und welche nicht. Nicht alles passt für jeden.

Machen Sie den Sport alltagstauglich!

Ich habe nun schon einiges über verschiedene Sportarten geschrieben. Wenn ich mit meinen Klienten über ihren Sportplan rede, wird aber eines immer sehr schnell deutlich: Egal welchen Sport sie betreiben, wenn das Programm nicht optimal in ihren Alltag passt, bzw. der Ort, an dem der Sport betrieben wird, nicht einfach und schnell zu erreichen ist, halten sie es nicht dauerhaft durch. Viele Sportversuche scheitern daran, dass wir einen langen Anfahrtsweg in Kauf nehmen oder noch mal extra losfahren müssen, anstatt z. B. auf dem Hinweg zur oder dem Rückweg von der Arbeit einen Stopp einzulegen. Sport muss einfach auszuüben sein und sollte am besten »nebenbei« stattfinden, anstatt als Extra-Programmpunkt gesehen zu werden.

Wo: Der Ort, an dem Sie Sport treiben, muss gut zu erreichen sein. Hier ergeben sich mehrere Möglichkeiten.

- Ein Fitnessstudio oder ein Verein, ein Park, ein Schwimmbad oder Ähnliches, das auf einer Strecke liegt, die Sie sowieso mehrmals die Woche gehen oder fahren müssen. Viele meiner Klienten sind eher geneigt, ihr Sportprogramm einzuhalten, wenn sie beispielsweise vor oder nach der Arbeit ins Fitnessstudio gehen, anstatt erst nach Hause zu kommen und sich dann noch einmal aufraffen zu müssen. Machen Sie es sich einfach und nicht schwer. Suchen Sie sich einen Ort, der entweder in der Nähe Ihrer Wohnung liegt, in der Nähe Ihres Arbeitsplatzes oder nah am Kindergarten oder der Schule Ihrer Kinder. Ich trainiere oft im Hinterhof meiner Personal Trainerin und kann für mich selbst sagen, dass ich außer Haus sein muss, um meine Work-outs einzuhalten. Mich motiviert auch ein erstklassiges, modernes Fitnessstudio, in dem ich mich auf Anhieb wohl fühle, oder aber kleinere Varianten mit hervorragenden Trainern. Was ist Ihnen wichtig?
- Sie können natürlich auch zu Hause ein Work-out ausführen, wenn Sie ein Laufband, ein Ergometer und Ähnliches besitzen, aber auch z. B. mithilfe einer Sport-DVD. Meine

Erfahrung sagt mir allerdings, dass nur wenige dauerhaft ein Sportprogramm zu Hause durchhalten. Der Grund liegt auf der Hand: Die eigene Wohnung oder das eigene Haus steht für verschiedene Dinge wie Entspannung, Hausarbeit oder ein Treffen mit Freunden. Das Fitnessstudio, der Verein und das Schwimmbad stehen nur für Sport. Sie gehen dorthin, um sich zu bewegen. Auch wenn Sie zunächst mit Begeisterung zu Hause Sport treiben, schieben sich nach und nach oft andere Dinge in den Vordergrund, oder die übrigen Mitglieder des Haushalts verlangen Ihre Aufmerksamkeit. Der Vorteil ist jedoch, dass Sie keinen Anfahrtsweg haben und oft nebenbei etwas erledigen können, z. B. die Waschmaschine anstellen, ein Auge auf die Kinder werfen und Ähnliches. Entscheiden Sie für sich, welcher Typ Sie sind und ob Ihre Motivation für Sport zu Hause ausreicht. Eine Kombination aus beidem, Sport außerhalb und zu Hause, ist natürlich auch möglich.

Wann: Genauso wichtig wie der Ort ist der Zeitpunkt Ihres Sportprogramms. Dabei steht die Praktikabilität an erster Stelle.

• Morgens vor der Arbeit, vor der Betreuung der Kinder: Sport in aller Frühe hat viele Vorteile – falls Sie sich dazu aufraffen können. Normalerweise verfluchen die meisten in den ersten Wochen ihren neuen Rhythmus und fragen sich: »Warum tue ich mir das nur an?« Aber nach einigen Tagen des frühen Aufstehens und Durchhaltens fühlen Sie sich den ganzen Tag frisch und hervorragend und haben Ihr Sport-Soll für den Tag bereits abgehakt. Das Problem besteht darin, aus dem Bett zu kommen, danach ist alles leichter. Falls Sie in ein Fitnessstudio gehen, können Sie auch dort duschen und sich für den Tag zurechtmachen. Studien zeigten, dass Frühsportler eher geneigt sind, ihr Sportprogramm einzuhalten als diejenigen, die zu anderen Tageszeiten Sport treiben. Die Frühsportler schliefen zudem besser, ernährten sich gesünder und hatten mehr Energie! Ist das also vielleicht doch einen Versuch wert? Ich selber bin eher unfreiwillig auf den Geschmack von Frühsport gekommen: Mit 16 verbrachte ich ein Jahr an einer Schule im Ausland und wählte Schwimmen als Pflichtsportfach. Wir hatten morgens Training: um 5.30 Uhr! Nach heftigem Fluchen und Schimpfen und der Überlegung, vielleicht doch die Sportart zu wechseln, verliebte ich mich in das Gefühl, aufzustehen, wenn alle noch schliefen, und bereits fit und munter zu sein, wenn andere noch versuchten, sich mit Kaffee aufzupäppeln. Den ganzen Tag über fühlte ich mich großartig und nahm diese Routine auch wieder mit nach Deutschland. Heute wechsle ich zwischen Früh- und Spätsport, da manche Kurse oder Trainer nur zu bestimmten Zeiten zur Verfügung stehen. Viele Fitnessstudios und Personal Trainer sind mittlerweile auf die Frühkunden eingestellt. Wenn Sie ein absoluter Morgenmuffel sind, wie eine meiner

Freundinnen, bringt das natürlich nichts. Ich überredete sie an einem Samstagmorgen einmal, mit mir um acht Uhr früh zum Training zu kommen. Einmal und nie wieder. Sie schien fast komatös und war nicht ansprechbar, geschweige denn bewegungsfreudig.

- In der Mittagspause oder vormittags: Für die Berufstätigen ist die Mittagspause eine gute Option. Voraussetzung ist ein Studio oder ein Park nahe des Arbeitsplatzes. Wichtig ist natürlich auch eine Duschmöglichkeit vor Ort. Fehlt sie, ist die Mittagspause als Zeitpunkt für Sport nicht praktikabel. Zudem haben Sie maximal eine Stunde Zeit – inklusive umziehen und sich frisch machen. Deswegen eignet sich die Mittagspause besonders gut für das weniger zeitintensive Intervalltraining. Auch Ihr Walking-Pensum für den Tag können Sie in die Mittagspause einbauen und dabei gleichzeitig den Kopf freibekommen, Energie tanken und so das Nachmittagstief umgehen.

- Abends nach der Arbeit: Planen Sie einen »Sport-Stopp« auf dem Rückweg vom Büro ein. Sie haben Ihren Arbeitstag beendet und können nun Frust abbauen und/oder sich Entspannung verschaffen.

- Am Wochenende: Wenn Sie abnehmen wollen, reicht Sport **nur** am Wochenende leider nicht aus. Aber natürlich können Sie an Samstagen und Sonntagen, wenn Sie weniger Stress haben, sehr gut ein oder zwei Sporteinheiten einbauen. Auch hier gilt es, zum Durchhalten eine Regelmäßigkeit, also einen Rhythmus zu finden.

Wie: Alleine oder mit anderen?

- Sport alleine bedeutet Zeit für sich zu haben. Sie müssen sich auch mit niemand anderem absprechen und können Ihren Gedanken nachhängen. Wenn Sie sich gut selbst motivieren können oder im Alltag ohnehin viel mit Menschen zu tun haben, ist dies eine gute Option.
- Sport mit dem Partner. Die gemeinsamen Aktivitäten könnten Sie beide näher zusammenbringen. Voraussetzung dafür ist, dass Sie eine Sportart finden, die Sie beide mögen. Falls diese beiden Punkte zutreffen, kann der Partner/die Partnerin ein guter Motivationsfaktor sein. Gemeinsames Leid ist geteiltes Leid.
- Sport mit Freunden oder Kollegen. Sie haben im Alltag nur wenig Zeit? Warum dann nicht Sport in Gesellschaft verbringen? Suchen Sie sich Sport-Freunde und machen Sie feste Termine zusammen aus. Schwierig wird es nur, wenn andere nicht den gleichen Motivationsgrad besitzen wie Sie selbst. Sie brauchen jemanden, der Sie mit- und nicht runterzieht. Passen Sie auf, dass Ihr Sportprogramm nicht irgendwann in Cocktailabende umgewandelt wird. Falls dies der Fall sein sollte, trennen Sie Freundschaft und Sport lieber voneinander. Kollegen eignen sich vor allem als Sportpartner für die Mittagspause. Vielleicht können Sie sich sogar mit anderen zusammen einen Personal Trainer teilen?
- Sport mit anderen Menschen. Sie wollen nicht alleine

Sport treiben, müssen die anderen Personen aber auch nicht unbedingt kennen? Dann treten Sie einem Verein bei oder schreiben Sie sich in der »anonymeren Version« des Fitnessstudios ein und besuchen Sie die dortigen Kurse.

Eine flexible Routine ist das Ziel

Versuchen Sie, mindestens drei bis vier Mal pro Woche für 40 bis 60 Minuten Sport zu treiben. Dabei meine ich richtigen Sport, bei dem Sie ins Schwitzen kommen! Mehr als fünf Stunden wöchentlich müssen es allerdings auch nicht sein, da wir Sie ja nicht überfordern wollen. Gute Kontinuität statt kurzzeitiger Perfektion ist unser Ziel. Ihr Leben besteht ja nicht nur aus Sport, und es gibt genügend andere Lebensbereiche, in die Sie Zeit investieren wollen und müssen. Weniger als zweieinhalb bis drei Stunden sollten es aber auch nicht sein. Räumen Sie Fitness und Gesundheit eine bevorzugte Stellung in Ihrem Leben ein – dieser Zeitaufwand sollte nicht diskutiert werden. Selbstverständlich werde ich Sie aber auch nicht aufhalten, wenn Sie sich zum Ziel setzen, für den nächsten Marathon oder Triathlon zu trainieren und deswegen mehr Zeit für den Sport aufwenden wollen. Finden Sie aber auch hier am besten wieder die Mitte zwischen den Extremen.

Wenn ich von einer Routine rede, meine ich damit eher den Zeitpunkt, an dem Ihr Work-out stattfindet, und weniger das, **was** Sie machen. Generell ist es sogar besser, wenn Sie Ihr Sportprogramm öfter einmal variieren und ändern. Auf diese Weise können Sie sich ständig verbessern, und Ihr Körper kann sich gar nicht erst an ein Work-out »gewöhnen« (dadurch verlieren Sie trotz Sport nämlich nicht wirklich viel Gewicht). Nutzen Sie Ihre Sportzeiten weise und arbeiten Sie »hart«, kommen Sie ins Schwitzen und plaudern Sie nicht eine Stunde lang mit der Person auf dem Ergometer neben Ihnen. Besonders wenn Ihr Gewicht für längere Zeit trotz guter Ernährung stagniert, lohnt es sich, einen Blick auf Ihr Sportprogramm zu werfen und gegebenenfalls Änderungen vorzunehmen und einen Gang hochzuschalten. Doch bedenken Sie auch: Qualität ist oft besser als Quantität. Führen Sie die Übungen korrekt aus und strengen Sie sich an!

Was ist nun mit flexibler Routine gemeint? Generell kann ich es Ihnen nur sehr ans Herz legen, eine Routine zu entwickeln, und nicht darauf zu warten, dass Ihnen irgendwann einmal wieder danach ist, Sport zu machen – darauf können Sie nämlich häufig lange warten. Auf der anderen Seite ist das Leben kein Zuckerschlecken, und wir müssen flexibel genug sein, um von unserer Routine abzuweichen und Alternativen zu finden. Mein Tipp: Planen Sie jede Woche, wann Sie Sport treiben werden. Setzen Sie sich beispielsweise jeden Sonntag fünf Minuten hin und gestalten Sie Ihr Sportprogramm für die nächsten Tage. Falls Sie dann während der Woche ein Training nicht einhalten können, legen Sie sofort einen Alternativ-Termin fest.

Wenn Sie für Ihre Arbeit einen Terminplaner benutzen, können Sie dort alles eintragen, ansonsten legen Sie sich einen Planer für zu Hause zu. Ich persönlich plane beispielsweise vier Work-outs pro Woche ein. Drei Termine halte ich ohne Wenn und Aber ein (es sei denn, ich bin krank), den vierten halte ich eher flexibel. Wenn es passt, dann passt es, und wenn nicht, dann nicht. Meine Basis ist also fix, alles darüber hinaus kann diskutiert werden. Wie ich schon angemerkt hatte: Zügiges Spazierengehen baue ich nebenbei in meinen Alltag ein, bei meinen wöchentlichen Terminen geht es um richtige Work-outs. Die drei fixen Termine teile ich auch meinem Umfeld mit, d.h. ich kann Freunde an bestimmten Tagen, die für mich geblockt sind, nicht oder eben erst nach dem Work-out treffen. Wenn mein Partner Termine für uns beide plant, ist klar, dass ich zu diesen Zeiten nicht zur Verfügung stehe, auch nicht ausnahmsweise einmal. Neulich war beispielsweise eine Verwandte meines Mannes zu Besuch, die er lange nicht gesehen hatte. Ich bin dann eben erst später zum Familientreffen dazugestoßen. So ist das eben.

Sie müssen wissen, wo Ihre Prioritäten liegen, und wenn andere ihre Termine nicht um Ihre Fixpunkte herumlegen können, sollten Sie sich trotzdem, so oft es geht, selbst oben auf die Liste setzen. Noch einmal: Wenn Sie nicht gut »funktionieren«, nicht gesund und fit sind, dann haben auch die anderen nichts von Ihnen! Wenn andere die Sache mit den Sportverabredungen gar nicht verstehen, sagen Sie eben, Sie haben noch einen wichtigen Geschäftstermin. Interessanterweise wird das in unserer Gesellschaft eher akzeptiert, als sich um die eigene Gesundheit zu kümmern.

Finden Sie für sich heraus, zu welchen Zeiten Sie am besten Sport treiben können und an welchen Tagen Ihnen dies eher gelingen könnte als an anderen. Solange Sie eine gewisse Routine beibehalten, ist es egal, wann Sie sich bewegen – Hauptsache ist, Sie tun es regelmäßig!

Auf den Körper hören

Im vorangegangenen Abschnitt habe ich die Vorteile der Routine beschrieben, wenn es um Ihr Sportprogramm geht. Diese Routine ist für die meisten sehr wichtig, um am Ball zu bleiben. Nichtsdestotrotz müssen Sie lernen, auf Ihren Körper zu hören. Dies ist nun nicht ganz so einfach: Wann sind Sie so müde und erschöpft, dass es besser wäre, den Abend auf der Couch zu verbringen, da Sie vielleicht eine Erkältung ausbrüten, und wann sind Sie so müde und erschöpft, dass Sport Ihnen kurzfristig und dauerhaft mehr Energie geben würde?

Seien Sie ehrlich zu sich selbst! Für mich kann ich sagen, dass ich in neun von zehn Fällen nur mit meinem inneren Schweinehund kämpfe und nicht wirklich zu schlapp für Sport bin. Wenn Sie sich aber wirklich vollkommen fertig fühlen oder bereits eine starke Erkältung haben, lassen

Sie Sport Sport sein und kümmern Sie sich um Ihr Immunsystem. Schlafen Sie viel, essen Sie gesund. Sie müssen sich nicht in jeder Woche zu hundert Prozent an Ihr Sportprogramm halten. Seien Sie aufrichtig zu sich selbst und behalten Sie Ihre langfristigen Ziele im Auge. Nur, weil Sie ein Work-out haben sausen lassen, heißt dies noch lange nicht, dass Sie jetzt die ganze Woche pausieren sollten. Mit dem Sport verhält es sich genauso wie mit der Ernährung: Wenn Sie heute zum Mittagessen eine Tafel Schokolade verputzt haben, müssen Sie sich nicht auch noch Pizza zum Abendessen bestellen, sondern können zum Salat greifen. Es ist nie zu spät. Ich wiederhole: Es ist nie zu spät!

Wichtig ist jedoch, dass Sie sich nicht selbst austricksen und Ihre Fitnessroutine schleifen lassen, nur weil Sie sich ja eigentlich immer zu müde fühlen, um Sport zu treiben. Schauen wir uns als Beispiel einmal meinen Kampf mit dem inneren Schweinehund an:

Von zehn geplanten Work-outs
- habe ich durchschnittlich auf zwei richtig Lust und freue mich drauf,
- sechs Mal ringe ich kurz oder länger mit meinem inneren Schweinehund und gewinne,
- ein Mal siegt leider mein innerer Schweinehund, und ich fühle mich am nächsten Tag meistens nicht so gut,
- ein Mal fühle ich mich körperlich wirklich nicht besonders und lasse das Work-out deshalb sausen.

Wenn es Ihnen ähnlich wie mir geht, dann sieht man an der obigen Aufstellung, dass Sie sich disziplinieren müssen. Natürlich würde ich, kurzfristig gesehen, aus Bequemlichkeitsgründen auch lieber auf der Couch liegen und TV schauen oder lesen. Aber ich weiß genau, dass ich mich, langfristig gesehen, viel besser fühle, wenn ich regelmäßig Sport treibe. Oft fange ich deswegen erst gar keine längere Diskussion mit dem inneren Schweinehund an, sondern halte es mit dem Sport wie mit dem Zähneputzen: Ich mache es einfach, ohne darüber nachzudenken, ob ich jetzt wirklich Lust darauf habe oder nicht. Manchmal flammt zwar eine kurze »innere Diskussion« auf, damit ist es aber auch schon gut. Sie müssen die Oberhand gewinnen und Ihrem Schweinehund Paroli bieten. Deswegen empfehle ich Ihnen so häufig, sich einen Trainer zu nehmen, Sport-Kollegen zu finden oder einem Team beizutreten – so haben Sie noch eine weitere Instanz, die Sie zum Sport antreibt.

Konzentrieren Sie sich immer auf das Gefühl, das Sie nach dem Work-out haben werden. Stellen Sie sich vor, wie gut Sie sich fühlen werden, wenn Sie Gutes für Ihre Gesundheit tun, und legen Sie das Augenmerk weniger auf das Ihnen bevorstehende Sportprogramm. Eine gute Bekannte von mir hat einmal gesagt: »Wenn du vor einer Regenpfütze stehst und diese überqueren musst, kannst du dich entweder auf die Pfütze selbst oder auf den Punkt hinter der Pfütze konzentrieren.« Nun raten Sie mal, mit welcher Version Sie am ehesten trockene Füße behalten?! Entwickeln Sie zudem eine Routine, gehen Sie beispielsweise vor der Arbeit oder auf dem Rückweg von der Arbeit zum Sport, sodass Sie erst gar nicht in Versuchung geraten, einen Blick auf die Couch und das Fernsehprogramm zu werfen.

Belohnen Sie sich regelmäßig: Wenn Sie einen Monat lang Ihr Sportprogramm gut durchgehalten haben, gönnen Sie sich eine Massage oder ein neues Outfit für das Work-out. Es ist sehr wichtig, dass Sie Ihre Disziplin nicht als selbstverständlich hinnehmen, sondern Ihr Unterbewusstsein belohnen und somit weiterhin motiviert bleiben. Versuchen Sie jedoch nicht, sich mit Essen zu feiern, finden Sie andere Wege, um Ihren Erfolg zu würdigen. Sie könnten sich beispielsweise eine Liste mit Dingen schreiben, die Sie gerne haben/tun möchten und sich jeden Monat eines davon aussuchen, wenn Sie Ihr Sportprogramm weitgehend eingehalten haben.

Folgende Dinge werde ich mir gönnen, wenn ich mein Sportprogramm einen Monat lang gut durchgehalten habe:

1. _____

2. _____

3. _____

---

4. _____

5. _____

6. _____

7. _____

8. _____

9. _____

10. _____

Was tun nach einer längeren Sportpause?

Mit dem Sportprogramm verhält es sich wie mit der gesunden Ernährung: Manchmal können wir uns überhaupt nicht motivieren. Wir wissen zwar, dass wir wieder zu einem »guten Verhalten« zurückfinden sollten, aber irgendwie fehlt uns einfach der Antrieb.

Zunächst einmal müssen Sie Ihre Schuldgefühle loswerden. Sie haben in der Vergangenheit Sport getrieben? Hervorragend, Ihr Körper dankt es Ihnen! Sie wollen gerade mit einem Sportprogramm starten? Hervorragend, Sie möchten aktiv etwas für Ihre Gesundheit tun! Hören Sie auf, sich für eine Sportpause oder eine unsportliche Vergangenheit zu bestrafen. Fangen Sie einfach in diesem Moment (wieder) an. Punkt. Wollen Sie in einem Jahr zurückblicken und sagen: »Ich mache immer noch keinen Sport, das ist furchtbar!« Oder wollen Sie sagen: »Ja, ich habe den Staub abgeklopft, bewege mich regelmäßig und fühle mich um Welten besser!« Die Vergangenheit bestimmt nicht Ihre Zukunft. Lassen Sie los und blicken Sie nach vorne!

Versuchen Sie kurz zu analysieren, was Sie dazu bewegt hat, Ihr Sportprogramm aufzugeben. Die häufigsten Faktoren sind:

- Sie haben es übertrieben, z.B. jeden Tag eine Stunde lang Sport getrieben. Extreme funktionieren weder beim Essen noch, wenn es um Bewegung geht.
- Die Sportart hat Ihnen überhaupt keinen Spaß gemacht.
- Ihre Anreise zu Ihrem Sportprogramm dauerte zu lange.
- Sie hatten eine Verletzung, waren krank und sind nach Ihrer Genesung nicht wieder auf niedrigem Level eingestiegen.
- Sie haben keine Routine entwickelt.
- Sie haben dem Sport keine Priorität in Ihrem Leben eingeräumt. Sie haben andere Menschen oder Dinge bevorzugt, anstatt Ihre Gesundheit ganz oben auf die Liste zu setzen.

• Sie haben nur Sport getrieben, um abzunehmen. Als Sie wieder etwas zugenommen hatten, haben Sie aus Frust das Handtuch geschmissen.

Der allerwichtigste Schritt ist der Schritt zurück zu Sport und Bewegung. Aber bitte übertreiben Sie es nicht. Fangen Sie nicht da an, wo Sie aufgehört haben. Statt wie damals 40 Minuten zu joggen, fangen Sie nun erst einmal wieder mit 20 Minuten Walken an. Viele übertreiben es, wenn sie wieder mit dem Sport beginnen, nur um dann ein paar Wochen später wieder entnervt aufzugeben. Setzen Sie sich erreichbare Ziele und fangen Sie noch einmal klein an, um Verletzungen und Frustration vorzubeugen.

Machen Sie sich einen Sportplan, den Sie zwar einhalten, aber gleichzeitig auch etwas variieren können, falls Sie z. B. Stress auf der Arbeit bekommen und länger arbeiten müssen, ein Kind krank ist oder Ähnliches passiert. Das bedeutet, Sie können zwischen vier, drei und zwei Mal Sport pro Woche wechseln. Versuchen Sie, auch in starken Stressphasen mindestens zwei Mal pro Woche Sport zu treiben, und tappen Sie nicht in die Falle, alles hinzuwerfen. Noch einmal: Sie müssen sich selbst und Ihre Gesundheit an erste Stelle setzen. Sie können anderen nicht helfen, wenn Sie selbst nicht optimal »funktionieren« und genügend Energie zur Verfügung haben. Versuchen Sie neben Ihrem normalen Sportprogramm so oft Sie können zügig spazieren zu gehen. Gut wäre es, wenn Sie am Tag auf 30 Minuten und mehr kommen, besonders an den Tagen, an denen Sie keinen anderen Sport treiben.

In einer normalen Woche:

- drei Mal Sport pro Woche für 40 bis 60 Minuten
- zudem im Alltag so viel zügig spazieren gehen wie möglich, optimal sind täglich mindestens 30 Minuten

In einer großartige Woche, in der Sie mehr Zeit zur Verfügung haben:

- vier Mal Sport pro Woche für 40 bis 60 Minuten (mehr empfehle ich nicht, da es sonst schnell ins Extreme umschlägt)
- zudem im Alltag so viel zügig spazieren gehen wie möglich, optimal sind täglich mindestens 30 Minuten

In einer extrem stressigen Woche:

- zwei Mal Sport pro Woche für 40 bis 60 Minuten (weniger empfehle ich Ihnen nicht, diese zwei Termine sollten Ihnen heilig sein)
- zudem im Alltag so viel zügig spazieren gehen wie möglich, optimal sind mindestens 30 Minuten

Während einer Krankheit oder Ähnlichem:

- je nach Krankheit: Sportpause. Falls Sie können, gehen Sie weiterhin zügig spazieren. Ansonsten steigen Sie wieder langsam ins Sportprogramm ein, wenn Sie sich fitter fühlen.

Überlegen Sie sich zudem, ob Sie mit einer Freundin Sport machen wollen, sich einen Trainer leisten oder einem Club beitreten. Die meisten fühlen sich verpflichtet, zum Sport zu gehen, wenn andere sie erwarten. Die ersten drei Wochen sind oft etwas schwieriger, Sie müssen erst wieder Ihren Rhythmus finden, danach hat sich die Sportroutine wieder eingestellt, und es wird Ihnen sehr viel leichterfallen.

Resümee: Sport zum Teil des Lebens machen

Machen Sie es sich zum Ziel, Bewegung in Ihren Alltag zu integrieren. Sehen Sie es aber nicht als Zwang, sondern als etwas Positives an: Sie tun sich und Ihrem Körper etwas Gutes! Finden Sie eine Sportart und einen Trainingsplan, die bzw. den Sie dauerhaft durchhalten können. Stellen Sie sicher, dass Sie eine Sportart finden, die Ihnen Freude bereitet (zumindest meistens), und fragen Sie sich, welche Art von Motivation und Trainingssituation Sie brauchen, um dauerhaft am Ball zu bleiben. Versuchen Sie nicht, jedes Mal genau dasselbe zu tun, sondern variieren Sie Ihre Übungen, Geräte und Sportarten, sodass sich Ihr Körper nicht an das Training gewöhnt, sondern immer wieder neu herausgefordert wird.

Übersicht der Work-out-Strategien

- Finden Sie – neben dem Wunsch, abzunehmen – Gründe, warum Sie Sport treiben wollen, schreiben Sie diese auf und verteilen Sie sie in Ihrer Wohnung oder Ihrem Terminplaner, sodass Sie sie regelmäßig sehen.
- Setzen Sie sich alle zwei bis drei Monate ein neues Ziel: Was wollen Sie erreichen? Was verbessern?
- Setzen Sie sich Wochenziele: Wie oft und wann wollen Sie in der folgenden Woche Sport treiben? Halten Sie diese Termine in Ihrem Terminplaner fest.
- Rechnen Sie Ihre Work-outs nicht gegen Extrakalorien auf (nein, das Stück Sahnetorte können Sie leider trotzdem nicht essen).
- Überlegen Sie sich, ob Sie sich einen Personal Trainer leisten können bzw. einer Work-out-Gruppe beitreten, um Ihre Motivation zu steigern. Wer würde sich mit Ihnen einen Trainer teilen? Recherchieren Sie online, welche Trainer Gruppentermine anbieten. Falls Sie knapp bei Kasse sind, können Sie sich vielleicht alle zwei Monate eine professionelle Betreuung gönnen und zwischendrin selbst an Ihren Fitnesszielen arbeiten.
- Fangen Sie an, Intervalltraining in Ihre Work-Outs einzubeziehen, um die Fettverbrennung anzukurbeln und Ihr Abnehmziel schneller zu erreichen.

- Lernen Sie, das Krafttraining zu lieben! Zwei bis drei Mal Krafttraining pro Woche wäre ideal.

- Legen Sie sich eine Fitnessroutine zu, aber seien Sie flexibel genug, um Änderungen vorzunehmen. Halten Sie sich zum großen Teil an Ihren Work-out-Plan, sichern Sie sich feste Zeiten für Ihr Sportprogramm.

- Versuchen Sie, sich möglichst zweieinhalb und mehr Stunden pro Woche zu bewegen, sodass Sie mindestens drei Mal wöchentlich Sport treiben und ins Schwitzen kommen. Gehen Sie darüber hinaus, so oft es Ihnen zeitlich möglich ist, zügig spazieren, gerne eine halbe Stunde täglich. Wenn Sie Ihr Abnehmziel erreicht haben, versuchen Sie weiterhin, mindestens drei Mal die Woche für 45 Minuten Sport zu treiben und zusätzlich zügig spazieren zu gehen.

- Kombinieren Sie Intervalltraining, Krafttraining und Ausdauersport. Variieren Sie Ihr Work-out.

- Kommen Sie schneller aus einer Sport-Abstinenz zurück. Wir alle haben Zeiten, in denen wir keine Lust haben, uns zu bewegen. Springen Sie so bald wie möglich wieder auf den Bewegungszug auf! Fangen Sie aber langsam an und überfordern Sie sich nicht.

Werden Sie selbst aktiv!

Diese Woche werde ich folgende Sportstrategien ausprobieren:

1. _____

_____

2. _____

_____

3. _____

_____

4. _____

_____

Wie haben diese Strategien funktioniert? Welche werde
ich beibehalten, welche austauschen?

_____

_____

So geht's leichter: Coach dich schlank!

Nun haben Sie das komplette Buch gelesen und hoffentlich viel für sich mitnehmen können. Jetzt geht es darum, Ihren eigenen individuellen Plan aufzustellen. Fangen Sie damit an, indem Sie sich aus den drei Hauptteilen des Buches (Glück, Ernährung und Sport) jeweils Ihre fünf Lieblingsstrategien zusammenstellen. Halten Sie sich an diese »Top 15« und werten Sie alle Strategien nach etwa zwei Wochen aus. Welche möchten Sie dauerhaft beibehalten? Welche weiter ausprobieren? Welche durch andere Strategien ersetzen? Ich empfehle Ihnen, niemals mehr als fünf Strategien aus einem Hauptblock (also 15 insgesamt) gleichzeitig anzuwenden, um sich nicht zu überfordern.

Meine Strategien

Datum: _____

Meine fünf Glücksstrategien sind:

1. _____

   _____

2. _____

   _____

3. _____

_____

4. _____

_____

5. _____

_____

Meine fünf Ernährungsstrategien sind:

1. _____

_____

2. _____

_____

3. _____

_____

4. _____

_____

5. _____

_____

Meine fünf Sportstrategien sind:

1. _____

_____

2. _____

_____

3. _____

_____

4) _____

_____

5. _____

Vergessen Sie nicht, dies ist **Ihr** Abnehmplan. Sie haben sich diesen selbst zusammengestellt! Ihr Plan passt demnach zu Ihrem natürlichen Essverhalten, zu Ihren Sportvorlieben und Ihrem Lebensstil. Sie wissen nun, was Sie zum Überessen animiert und an welchen Themen Sie arbeiten möchten. Herzlichen Glückwunsch, Sie haben Verantwortung für Ihre Traumfigur übernommen und sind dieses Mal auf dem richtigen Weg!

Was tun, wenn Ihr Gewicht stagniert und Sie nicht weiter abnehmen? Fahren Sie fort und bleiben Sie am Ball. Wie bereits erwähnt empfehle ich Ihnen, eine Gewichtsabnahme von einem halben bis maximal einem Kilo pro Woche anzustreben. Wenn Sie langsamer Gewicht verlieren, ist das auch in Ordnung, denn Ihr Blickwinkel liegt nicht mehr auf dem Abnehmen, sondern auf Ihrem Leben. Alles wird gut! Zudem wissen Sie nun, dass Stagnation normal ist und dazugehört. Messen Sie Ihren Erfolg lieber daran, ob Ihnen die Jeans besser passt, anstatt sich zu sehr auf die Waage zu konzentrieren. Wenn Sie für längere Zeit auf der Stelle treten, versuchen Sie, andere Strategien in Ihr Programm einzubauen, damit Körper und Geist wieder etwas Neues zu tun bekommen. Vergessen Sie nicht, es ist kein Sprint, sondern Ihr »Lebensmarathon«, wenn Sie so wollen. Etwas, das Sie Ihr Leben lang gerne beibehalten, weil es Ihnen guttut und Sie nicht überfordert. Natürlich wird es Wochen geben, da »walken« Sie lieber, anstatt zu »joggen«. Auch gut, solange Sie nur »in Bewegung« bleiben.

Was tun, wenn Sie Ihr Gewicht erreicht haben und nun stabilisieren wollen? Siehe oben. Dies ist ein Langzeit-Projekt und keine Wochenenddiät. Versuchen Sie einfach, Ihre Strategien beizubehalten, und wechseln Sie, falls

Ihnen langweilig wird oder Sie etwas Neues ausprobieren wollen.

Ich wünsche Ihnen viel Spaß beim Erreichen Ihres Traumkörpers und freue mich mit Ihnen über Ihre Ergebnisse! Sie können mich gerne über meine Webseite www.lifecoaching-international.com kontaktieren und mir von Ihren Erfahrungen berichten. Genießen Sie den Weg, denn diesmal schaffen Sie es ganz ohne Diät!

Anhang

Danksagung

Ich möchte mich ganz herzlich bei meinen Lektorinnen Claudia Bitz und Franziska Köhler für die wunderbare Zusammenarbeit bedanken. Des Weiteren danke ich meiner Familie und meinen Freunden in Deutschland und Australien für ihren Zuspruch und ihre Unterstützung. Last but not least danke ich meinem Ehemann für seine Liebe und Geduld während der Entstehung dieses Buches. Danke!

Anmerkungen und Literaturliste

1. Ben-Shahar, T.: *Happier. Learn the Secrets to Daily Joy and Lasting Fulfillment.* New York 2007
   Lyubomirsky, S.: *The How of Happiness: A Scientific Approach to Getting the Life You Want.* New York 2007

2. Siehe hierzu auch Susan Jeffers, welche ein »grid of life« (übersetzt Lebensnetz oder Lebensgitter) kreiert hat. Jeffers, S.: *Feel the Fear and Do It Anyway. How to turn your fear and indecision into confidence and action.* London 1991

3. Alle Daten meiner Kunden wurden selbstverständlich verfremdet, sodass die Identität der Personen nicht auszumachen ist.

4. Die Lebensbereich-Analyse baut auf den Balanced Coaching Questionnaire von Anja Leao auf, siehe hierzu Anmerkung 5.

5. Leao, A.: »Body, Mind, Heart & Soul – weiche Faktoren hart gerechnet – der Return on Invest für Coaching-Maßnahmen. Making a Difference in a World of Differences«, in Strikker, F. (ed.): *Coaching im 21. Jahrhundert. Kritische Bilanz und zukünftige Herausforderungen in Wissenschaft und Praxis.* Augsburg 2005, S. 166–190.

6. Die Wunderfrage kann dem Lösungsorientierten Coaching-Ansatz zugeordnet werden. Siehe dazu
   Berg, I. und Szabo, P.: *Brief Coaching for Lasting Solutions.* London 2005
   de Shazer, S.: *Clues. Investigating Solutions in Brief Therapy.* New York 1988

7. Stephen Covey beschreibt in diesem Zusammenhang die Übung »Das eigene Begräbnis«, in der man sich die eigene Beerdigung vorstellt und überlegt, was man möchte, dass nahestehende Menschen über einen sagen. Die »99-Jahre«-Übung fällt jedoch einigen meiner Klienten leichter. Covey, S.: *Die 7 Wege*

zur Effektivität. Prinzipien für persönlichen und beruflichen Erfolg. Offenbach 2005

8. Butryn, M./Phelan, S./Hill, J. und Wing, R.: »Consistent Self-Monitoring of Weight. A Key Component of Successful Weight Loss Maintenance«, in *Obesity 15* (2007), S. 3091–3096

9. Biswas-Diener, R. und Dean, B.: *Positive Psychology Coaching. Putting the Science of Happiness to Work for Your Clients.* Hoboken 2007

10. Biswas-Diener, R. und Dean, B.: *Positive Psychology Coaching. Putting the Science of Happiness to Work for Your Clients.* Hoboken 2007

11. Seligman, M.: *Authentic Happiness. Using the New Positive Psychology to Realize your Potential for Lasting Fulfillment.* New York 2002

12. Abbe, A./Tkach, C. und Lyubomirsky, S.: »The Art of Living by Dispositionally Happy People«, in *Journal of Happiness Studies 4* (2003), S. 385–404.

13. Seligman, M.: *Authentic Happiness. Using the New Positive Psychology to Realize Your Potential for Lasting Fulfillment.* New York 2002

14. Sheldon, K. und Lyubomirsky, S.: »Achieving Sustainable New Happiness. Prospects, Practices, and Prescriptions«, in Linley, P. und Joseph, S. (ed.): *Positive Psychology in Practice.* Hoboken 2004, S. 127–145.

15. Seligman, M.: *Authentic Happiness. Using the New Positive Psychology to Realize Your Potential for Lasting Fulfillment.* New York 2002

16. Seligman, M.: *Authentic Happiness. Using the New Positive Psychology to Realize Your Potential for Lasting Fulfillment.* New York 2002

17. Ellis, A./Gordon, J./Neenan, M. und Palmer, S.: *Stress Counselling. A Rational Emotive Behavior Approach.* New York 1997

18. Siehe hierzu auch den Cognitive Behavioural Coaching Approach bei Williams, H./Edgerton, N. und Palmer, S.: »Cognitive Behavioural Coaching«, in Cox, E./Bachkirova, T. und Clutterbuck, D. (ed.): *The Complete Handbook of Coaching.* London 2009

19. Seligman, M.: *Authentic Happiness. Using the New Positive Psychology to Realize Your Potential for Lasting Fulfillment.* New York 2002

20. Csikszentmikhalyi, M.: *Lebe gut! Wie Sie das Beste aus Ihrem Leben machen.* Stuttgart 1999

21. Für Skalen-Tools siehe de Shazer, S.: *Words Were Originally Magic.* New York 1994

22. Carlson, R.: *Don't Sweat the Small Stuff – and it's all small stuff. Simple ways to keep the little things from taking over your life.* New York 1996

23. Für Skalen-Tools siehe de Shazer, S.: *Words Were Originally Magic.* New York 1994

24. Lewis, T./Everson-Rose, S./Sternfeld, B./Karavolos, K./Wesley, D. und Powell, L.: »Race, Education, and Weight Change in a Biracial Sample of Women at Midlife«, in *Archives of Internal Medicine 165* (5/2005), S. 545–551.

25. Lyubomirsky, S.: *The How of Happiness. A Scientific Approach to Getting the Life You Want.* New York 2007

26. Sacks, F./Bray, G./Carey, V. et al.: »Comparison of Weight-Loss Diets with Different Compositions of Fat, Protein, and Carbohydrates«, in *New England Journal of Medicine 360* (2009), S. 859–873.

27. Sacks, F./Bray, G./Carey, V. et al.: »Comparison of Weight-Loss Diets with Different Compositions of Fat, Protein, and Carbohydrates«, in *New England Journal of Medicine 360* (2009), S. 859–873.

28. Je nach Produkt und Portionsgröße können die Fett- und Kalorienangaben leicht variieren.

29. Astrup, A.: »The satiating power of protein – a key to obesity prevention?«, in *American Journal of Clinical Nutrition 82* (1/2005), S. 1–2.

30. Vorona, R./Winn, M./Babineau, T. u. a.: »Overweight and obese patients in a primary care population report less sleep than patients with a normal body mass index«, in *Archives of Internal Medicine 165* (2005), S. 25–30.

31. Wansink, B./Van Ittersum, K. und Painter, J.: »Ice-cream illusions bowls, spoons, and self-served portions«, in *American Journal of Preventive Medicine 31* (3/2006), S. 240–243.

32. Kremer, R./Campbell, P./Reinhardt, T. und Gilsanz, V.: »Vitamin D Status and Its Relationship to Body Fat, Final Height, and Peak Bone Mass in Young Women«, in *The Journal of Clinical Endocrinology & Metabolism 94* (1/2009), S. 67–73.

33. Levitsky, D./Obarzanek, E./Mrdjenovic, G. und Strupp, B.: »Imprecise control of energy intake. Absence of a reduction in food intake following overfeeding in young adults«, in *Physiology & Behavior 84* (5/2005), S. 669–675.

34. Rolls, B./Ello-Martin, J. und Tohill, B.: »What Can Intervention Studies Tell us About the Relationship between Fruit and Vegetable Consumption and Weight Management?«, in *Nutrition Reviews 62* (1/2004), S. 1–17.

35. Rolls, B./Roe, L. und Meengs, J.: »Salad and satiety: energy density and portion size of a first course salad affect energy intake at lunch«, in *Journal of the American Dietetic Association*, 104/2004, S. 1570–1576.

36. Purslow, L./Sandhu, M./Forouhi, W. et al.: »Energy Intake at Breakfast and Weight Change: Prospective Study of 6.764 Middle-aged Men and Women« in *American Journal of Epidemiology 167* (2/2008), S. 188–192.

37. Dhurandhar, N./Vander Wal, J./Currier, N./Khosla, R. und Gupta, A.: »Egg breakfast enhances weight loss«, in *The FASEB Journal 2007/21*, S. A326–A327.

38. Trapp, E./Chisholm, D./Freund, J. und Boutche, S.: »The effects of high-intensity intermittent exercise training on fat loss and fasting insulin levels of young women«, in *International Journal of Obesity 32* (4/2008), S. 684–691.

39. Talanian J./Galloway, S./Heigenhauser, G. u. a.: »Two weeks of high-intensity aerobic interval training increases the capacity for

fat oxidation during exercise in women«, in *Journal of Applied Physiology 102* (4/2007), S. 1439–1447.

40. Nelson, M. und Wernick, S.: *Strong Women Stay Slim*. New York 1998

41. Gordon-Larsen, P./Hou, N./Sidney, S. u. a.: »Fifteen-year longitudinal trends in walking patterns and their impact on weight change«, in *American Journal of Clinical Nutrition 89* (1/2009), S. 19–26.

Register

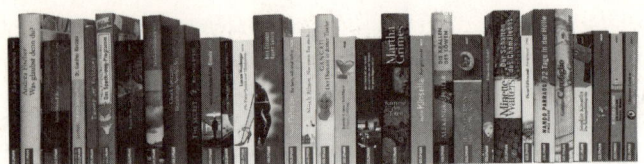
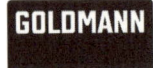